ELISIR PER UNA VITA LUNGA E FELICE

Stefano Tosti

Contenuti fotografici a cura di Stefania Tosti

Collaborazione alla stesura di Michela Bucci

Copyright © 2024 Stefano Tosti

Nota importante da leggere

INDICE

"Un libro adatto a tutte le età e

per chi desidera vivere a lungo e meglio.

Ci sono molte pagine utili anche ai nostri figli al fine

di educarli ad una vita sana e tanti contenuti

da raccontare ai nostri anziani per portarli

serenamente oltre i cento anni"

Dott.ssa Simona Sansoni

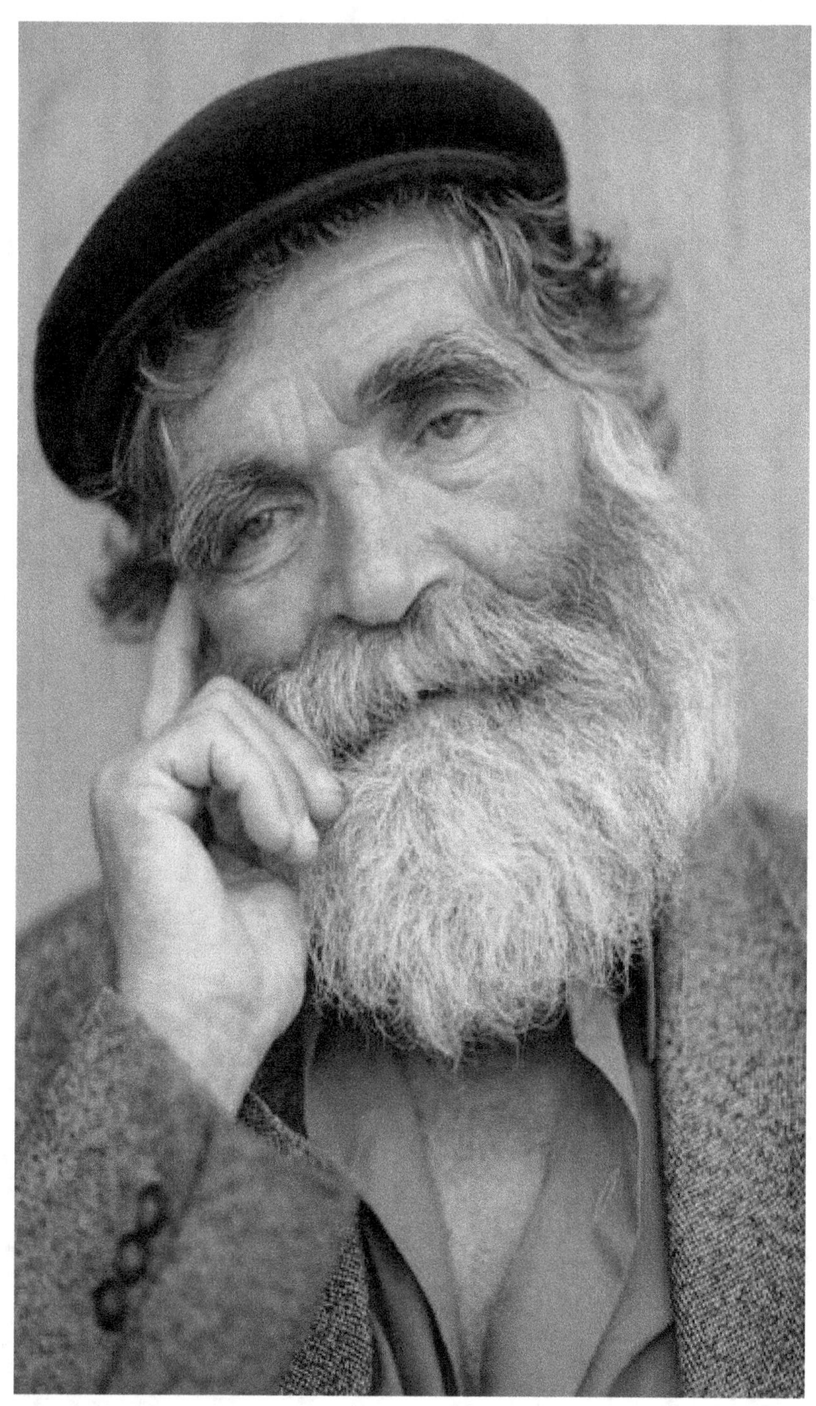

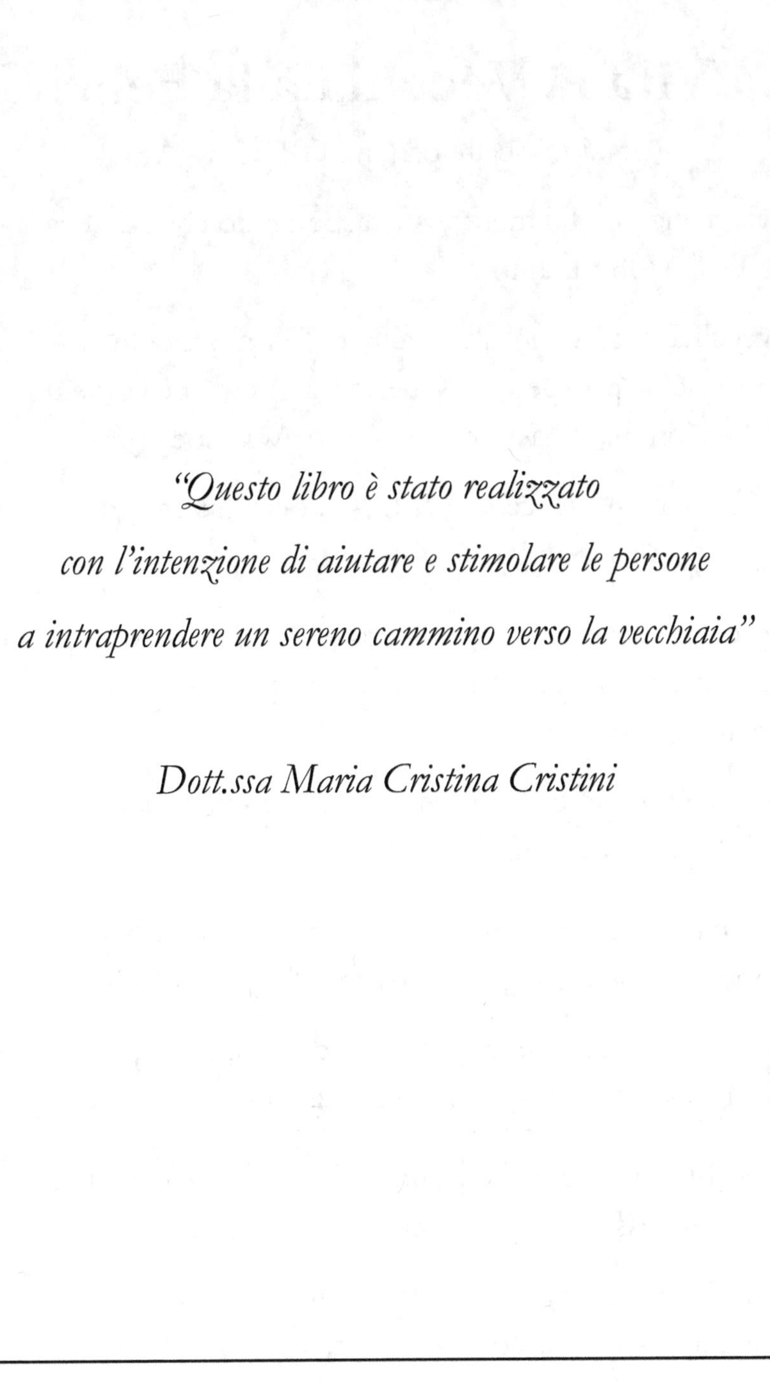

"Questo libro è stato realizzato

con l'intenzione di aiutare e stimolare le persone

a intraprendere un sereno cammino verso la vecchiaia"

Dott.ssa Maria Cristina Cristini

La Vita la Vecchiaia la Felicità

(citazioni scelte da ChatGPT 3.5 - AI)

"La vita è ciò che fai mentre stai aspettando che succeda qualcosa." - John Lennon

"La vecchiaia aggiunge alle qualità dell'uomo una terza dimensione: la prospettiva. Questa prospettiva è come un faro che illumina il passato." - John A. Widtsoe

"La vita è ciò che succede mentre sei occupato a fare altri progetti." - Allen Sanders

"Invecchiare è come salire una grande collina: mentre si saliva le forze diminuiscono, ma la vista si amplia." - Ingrid Bergman

"La vita è 10% ciò che ci accade e 90% come reagiamo ad essa." - Charles R. Swindoll

"La vecchiaia è la stagione dorata in cui si raccolgono i frutti della saggezza seminati nella gioventù." - James Ellis

"La vita non è misurata dal numero di respiri che prendiamo, ma dai momenti che ci lasciano senza fiato." - Maya Angelou

"La vecchiaia non è una questione di quanto hai vissuto, ma di come hai vissuto." - J. Lubbock

"La vita è fatta di sogni e di amore, tutto il resto è solo un'illusione." - H. Jackson Brown Jr.

"La vecchiaia non è un peso, ma una opportunità di stare meglio." - Jeanne Moreau

"La vita è un'opportunità, coglila." - Madre Teresa

"La vecchiaia è il periodo più bello della vita. Si comincia a essere sé stessi." - Cicely Tyson

"La vita è troppo breve per trascorrerla a lamentarsi." - Travis Barker

"La vecchiaia è come una chitarra; più graffiata è la sua superficie, più ricche sono le melodie che può produrre." - Anonymous

"La vita è fatta di scelte. Alcune le fai solo una volta. Altre le fai più e più volte, ogni giorno." - Meryn G. Callander

"La vecchiaia non è la conclusione, ma il capitolo successivo nella tua vita." -Anonymous

"Il primo amore non potrà mai essere più bello dell'ultimo amore" – Stefano Tosti

"Gli uomini vorrebbero essere sempre il primo amore di una donna. Questa è la loro sciocca vanità. Le donne hanno un istinto più sottile: a loro piace essere l'ultimo amore di un uomo" Oscar Wilde

Perché questo libro

Immaginate due scene:

1- C'è un giovanotto, cade con la bicicletta e da subito sente molto dolore ad un braccio. Finisce al pronto soccorso e mentre aspetta si immagina, con il braccio ingessato, l'estate che verrà passata sotto l'ombrellone con la nonna che lo ingozza di frittelle, mentre i suoi amici giocano a calcio sulla spiaggia.

Io chiamo questo tipo di imprevisto: "anteprima"!

Gli inglesi direbbero "preview", perché ti fa guardare avanti e capire come sarà il "film sulla tua vita", o perlomeno sulla vita che verrà da lì a poco.

2- C'è un tipo che non sta male, ma si trova nella sala d'aspetto di un centro oncologico e nota che il dottore si avvicina lentamente verso di lui con lo sguardo cupo, tutta la sua vita scorre nei suoi pensieri e l'estate a venire sparisce dal calendario.

Chiamo questa scena "recensione" poiché nella mente del malcapitato riassume brevemente tutta la sua vita, cancellando il futuro, anche se proprio questo è la cosa più preziosa che gli rimane.

Quando mi è successa la seconda delle due scene il film era così:

sentivo i tacchi delle scarpe del dottore che si stava approssimando a me produrre uno suono forte sul pavimento, ad ogni passo una fucilata. Sentivo anche il fruscio delle particelle d'aria che strusciavano sulle pagine dove era scritta la mia sentenza strette tra le dita del dottore. Le parole scritte a mano sul referto erano riportate con l'inchiostro blu che sembrava colare sul pavimento scrivendo sulle mattonelle di marmo bianco quello che avevo in corpo. Pazzesco! Appena il dottore socchiuse le labbra per salutarmi, i miei sensi captarono il rumore delle labbra che si schiudevano per pronunciare le prime parole: "buongiorno sig. Stefano".

Speravo in un "la trovo bene" a seguito del saluto, ma non fu così, tutt'altro.

Il mio istinto amputò tutti i miei sensi e mentre il dottore parlava io non potevo ascoltare. Non riuscivo a "recensire il film" ed involontariamente facevo uno sforzo surreale per pensare a quello che avrei fatto l'estate successiva.

Iniziai a "correre in avanti con la mente" e, contrariamente ai pronostici, l'estate successiva è arrivata.

Certo che "quell'orco di dottore" (in realtà un angelo), il film reale me lo raccontò dettagliatamente e mi aiutò molto portandomi fino alla vittoria con l'applicazione di cure giuste ed essenziali. Sì, la scienza medica ha fatto quasi tutto, ma di sicuro niente di cattivo può essere sconfitto se ci si ferma al presente (o peggio al passato), senza guardare avanti e cercando di correre più forte della sventura.

Allora ho deciso che avrei vissuto ogni giorno cercando di correre più forte del male senza girarmi più indietro…perché gli occhi del male sono neri e se li guardi ti raggiungono.

Magari non tutti condivideranno le mie idee e il mio metodo, ma se sto qui a scrivere credo che funzioni! E credo che tale logica di pensiero funzioni anche per un'altra "malattia": la vecchiaia.

Il libro che state per leggere vuole essere un sunto di ricerche, di consigli e pareri più o meno professionali che ho raccolto nel tempo con l'aiuto di persone competenti, ma soprattutto questa edizione vuole essere una spinta in avanti in grado di aiutare tutti ad allungare la propria esistenza.

Magari alcune cose sono ripetute e riviste in capitoli diversi ma la cosa è voluta per enfatizzare ed incollare nella corteccia del nostro cervello quelle cose che seppur banali sono importantissime. Quando ascoltai una frase del genere da uno qualunque:

"ciò che inseriamo nella nostra bocca

è la cosa più fondamentale

per la nostra vita"

non ne capii subito l'importanza poiché la considerai troppo banale, ma poi diventò fondamentale ad ogni boccone di cibo che ho ingurgitato.

La cosa che "me gusta" di più è che questo mio libro è scritto per tutti, da coloro che vivono da un giorno a coloro che hanno solo un giorno di vita davanti. E mi fa sentire utile.

Come ha detto qualcuno

questo testo dovrebbe essere la

"storia vera"

di ogni persona.

E dovrebbe rappresentare quella semplice linea guida

da seguire dall'inizio alla fine

di ogni esistenza.

Dedicato ai miei Genitori, ispirato dai miei Figli.

Stefano Tosti

Introduzione

L'aspettativa di vita è aumentata considerevolmente negli ultimi decenni nel mondo occidentale. Oggi le persone vivono in media più di 80 anni, noi viviamo più a lungo e vogliamo approfittarne nel miglior modo possibile, godendo di ciò che ci piace di più, dei nostri cari e interagendo attivamente con il mondo che ci circonda.

Tutti desideriamo arrivare alla vecchiaia in buona salute, con un basso rischio di ammalarci e con un ottimo stato funzionale, sia fisico che mentale. Vogliamo vivere più a lungo con una migliore qualità della vita. Ma questo naturalmente comporta delle scelte e dei cambiamenti interiori.

Dobbiamo imparare a conoscere il nostro corpo e la nostra mente.

Dobbiamo diventare consapevoli di noi stessi.

Dobbiamo imparare ad ascoltare il nostro corpo e i segnali che ci invia. Capire cosa crea armonia tra la nostra mente il nostro corpo e l'ambiente che ci circonda.

Come vedremo nel corso di questo libro vivere più a lungo e con una migliore qualità della vita è possibile, ma è un percorso quotidiano che parte dal prendersi cura del corpo scegliendo cosa mangiare, facendo attività fisica, che passa dall'attenzione ai bisogni dello spirito e della mente, che porta a prendersi cura oltre di sé stessi, delle persone che abbiamo intorno e dell'ambiente che ci circonda.

Sembra difficile e complicato, però seguendo alcuni consigli e iniziando con il cambiare piccole abitudini quotidiane si può migliorare la qualità della vita e ottenere miglioramenti nella salute del corpo.

Mente e corpo sono intrinsecamente legati, dobbiamo solo raggiungere la consapevolezza che siamo un unicum, in cui anche le piccole cose influiscono sul benessere generale.

"Questo libro nasce da un'esperienza personale che ha cambiato la mia vita. Da una diagnosi che sembrava un verdetto ho indagato le mie emozioni ho trasformato i miei pensieri ho imparato ad ascoltare il mio corpo e la mia mente, ho imparato a vivere di nuovo. E adesso posso dire che sì, vivere a lungo e meglio si può".

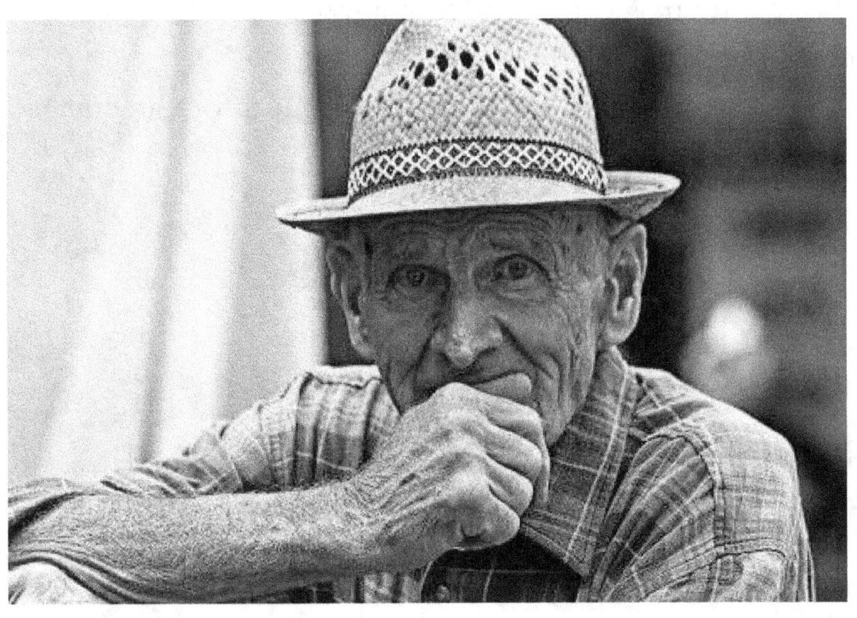

RICORDA CHE nel corso della lettura troverai un QR Code interattivo come quello qui sotto che ti consentirà di raggiungere un'area nella quale potrai lasciare, anche anonimamente, un contributo per la prossima edizione. Se hai qualcosa da dire e vuoi vederlo pubblicato nella Seconda Edizione entra nel form dedicato e diventa collaboratore di ELISIR PER UNA VITA LUNGA E FELICE Seconda Edizione. È un "gioco" in più per smuovere il nostro cervello, i nostri pensieri e sentirci più vivi!
(Questa funzione non è disponibile su tutti i formati e lingue del libro).

Capitolo 1

La longevità

Secondo il dizionario la longevità è la "qualità di essere longevo". È longevo è l'aggettivo usato per descrivere una persona 'che raggiunge un'età molto avanzata'.

Naturalmente, sia la longevità che la durata della vita hanno a che fare con la biologia. E soprattutto con quella branca di questa disciplina che analizza il processo vitale delle cellule e degli organi degli esseri viventi. Tuttavia, se parliamo di esseri umani, la longevità ha implicazioni anche con la sociologia, l'economia e la demografia.

Il tema della longevità non è solo una questione scientifica o accademica ma attraversa tutto l'immaginario umano, infatti è stato trattato, con maggiore o minore rigore, anche nei libri sacri delle varie religioni (Matusalemme in 'La Bibbia'), nella letteratura classica ('Il Ritratto di Dorian Grey' o 'I viaggi di Gulliver'), nei romanzi utopici ('Diaspora' o 'Sanctuary'), nei film c ('The 6th Day') e nelle moderne serie televisive distopiche ('Altered Carbon').

Secondo l'Organizzazione Mondiale della Sanità, "nel 2030, una persona su sei nel mondo avrà 60 anni o più", una cifra che si tradurrà in 1,4 miliardi di individui in tutto il pianeta. Entro il 2050 questa fascia di età sarà raddoppiata arrivando a 2,1 miliardi. Mentre se si tratta di persone con più di 80 anni, il massimo ente sanitario internazionale assicura che, entro quest'ultima data, saranno 426 milioni. Considerato questo panorama, quali sono i segnali che indicano che una persona invecchia in modo sano?

"Da un punto di vista biologico, l'invecchiamento è il risultato dell'accumulo di un'ampia varietà di danni molecolari e cellulari nel tempo, che portano ad un graduale declino delle capacità fisiche e mentali, ad un aumento del rischio di malattie e, in ultima analisi, alla morte". dice l'OMS. Anche se chiarisce che "questi cambiamenti non sono lineari né uniformi".

La verità è che l'allungamento dell'aspettativa di vita offre opportunità, ma tutte dipendono, in larga misura, da un fattore: la salute. "Sebbene alcune variazioni nella salute degli anziani siano dovute alla genetica, i fattori che influiscono maggiormente hanno a che fare con l'ambiente fisico e sociale", sottolinea l'OMS.

Gli esperti mostrano come l'attività e l'interazione sociale siano fattori essenziali per un invecchiamento in buona salute

Allo stesso tempo, evidenziano che mantenere abitudini sane per tutta la vita, in particolare seguire una dieta equilibrata, praticare un'attività fisica regolare e astenersi dal consumo di tabacco, contribuisce a ridurre il rischio di malattie non trasmissibili, migliora la capacità fisica e mentale e ritarda la dipendenza dalle cure.

Sono molti i fattori che influenzano il sano invecchiamento dei cosiddetti "superagers" o centenari, sottolineano gli esperti. L'invecchiamento è spesso associato alla malattia e alla disabilità. Tuttavia è dimostrato che essi possono essere posticipati e ridotti se si adotta uno stile di vita sano e ci si impegna attivamente nella vita.

Invecchiare bene consiste di tre diverse componenti, che sono salute fisica, connessione emotiva e supporto mentale. Poiché questi si combinano per fornire una vita gratificante, vivace e sana.

Emerge così un nuovo concetto di invecchiamento, in cui si ritiene che l'individuo sia in grado di determinare, almeno in parte, il suo modo di invecchiare. Un invecchiamento in buona salute coinvolge non solo gli aspetti fisici e mentali, ma anche quelli sociali e di accettazione delle conseguenze naturali dell'età. Mantenersi attivi con l'aiuto di una dieta equilibrata e dell'esercizio fisico, saper affrontare i cambiamenti, come la pensione o il necessario grado di dipendenza da altre persone e cure sanitarie che possono richiedere più tempo del solito, sono elementi significativi in questa fase.

Quindi, un invecchiamento in buona salute dipende in particolare su come ci trattiamo ma non è tutto poiché un aspetto importante è quello epidemiologico; saremo sempre soggetti alla diffusione di certe malattie all'interno della popolazione e dell'ambiente in cui viviamo e ciò rappresenta un fatto poco "combattibile".

Perché è abbastanza difficile raggiungere in salute l'ottava o la nona decade di vita? Si stima che all'incirca all'età di 45 o 50 anni si abbia già la prima malattia, quindi essere sani a 70 e 80 anni è abbastanza difficile. Sicuramente abbiamo già delle malattie, ma l'importante è che siano curate bene e non causino alterazioni nella capacità funzionale.

Non mi stancherò mai di ripetere che godersi la vita, imparare qualcosa di nuovo ogni giorno e mantenere un atteggiamento positivo sono le chiavi per una vita lunga e sana.

- **Sfide cognitive.**

AI definisce: "le sfide cognitive si riferiscono a compiti o attività che richiedono l'uso e l'elaborazione delle funzioni cognitive del cervello. Le funzioni cognitive includono processi mentali come l'attenzione, la memoria, la percezione, il linguaggio, il ragionamento e l'elaborazione delle informazioni. Affrontare sfide cognitive implica spesso la necessità di risolvere problemi complessi, prendere decisioni, apprendere nuove informazioni o sviluppare abilità. Queste sfide possono variare notevolmente in natura e complessità. Ad esempio, risolvere un rompicapo matematico, imparare una nuova lingua, affrontare un problema di logica o prendere decisioni strategiche sono tutti esempi di attività che coinvolgono sfide cognitive. L'affrontare regolarmente sfide cognitive può contribuire a mantenere e migliorare le capacità cognitive nel tempo, stimolando il cervello e promuovendo la plasticità cerebrale. Attività come la lettura, la risoluzione di puzzle, lo studio di nuove materie e il coinvolgimento in attività intellettuali stimolanti sono modi comuni per affrontare sfide cognitive nella vita quotidiana".

La funzione cognitiva diminuisce con l'età, così come la quantità di proteine nel cervello. È per questo motivo che, man mano che una persona invecchia, ha una minore capacità di "assorbire nuove informazioni". Pertanto, in molti casi, la cosiddetta pensione o pensionamento lavorativo genera meno sfide cognitive, perdita di autostima, senso di inutilità, isolamento, chiusura in se stessi e peggioramento cognitivo.

Allo stesso modo, man mano che il cervello invecchia, perde una caratteristica di vitale importanza: la neuroplasticità. cioè la capacità di lavorare su compiti diversi migliorando le connessioni neurali e creandone di nuove per adattarsi a quelle nuove. La chiave è la memoria di lavoro, che è un tipo di sforzo mentale necessario per ricordare un numero di telefono completo abbastanza a lungo da poterlo scrivere o tradurre una frase da una lingua straniera, ad esempio. Svolgere attività intellettuali e giochi, condividere situazioni con altre persone e mantenere il massimo contatto sociale, aiutano a frenare l'invecchiamento e inoltre, con attività specifiche si avrà addirittura un miglioramento nel caso in cui abbiamo una piccola disabilità.

L'invecchiamento è un accumulo di danni molecolari e cellulari, ma non tutti invecchiamo allo stesso ritmo o nello stesso modo.

È tuttavia necessario sottolineare come in alcuni casi i "traumi" intesi come un lutto famigliare, la perdita del coniuge o di un figlio, una caduta accidentale come incidenti sulla strada, possono contribuire in maniera significativa e determinare paure, depressione, senso di inutilità fino all'isolamento psico fisico e che vengono interpretate in maniera erronea come patologie correlate ad un decadimento cognitivo quali la "demenza" senile o Alzheimer. Ritengo invece che rappresentino una forma di difesa messa in atto dal nostro cervello per tentare di sfuggire a quanto accaduto. (Dott.ssa Simona Sansoni)

- **Onestà con se stessi**

Per gli esperti, un aspetto essenziale dell'invecchiamento in buona salute è l'onestà con se stessi. Molto spesso le persone non invecchiano bene perché non sono oneste su quali siano realmente i loro bisogni.

È fondamentale comunicare quando si attraversa un momento difficile. Quindi, se sei una persona che può condividere i propri pensieri e i propri bisogni con la famiglia e gli amici, è un buon segno. Esiste la falsa convinzione che l'ansia o la depressione dopo una certa età siano più "normali", non è così. La depressione può essere curata a qualsiasi età. E parte del modo per invecchiare bene è essere aperti a poter dire: "Questo è quello che sono, questo è ciò di cui ho bisogno".

Risolvere adeguatamente le esigenze adattive dell'età è essenziale per il benessere psicologico e consente di prolungare il funzionamento sociale vitale. La vera autonomia sta nella capacità di accettare le fasi della vita in modo fluido e naturale. È opportuno prepararsi al passare degli anni, saper delegare, ad esempio, è una chiave che richiede di comprendere i cambiamenti di paradigma che i tempi portano e di accettare che le nuove generazioni contribuiscano con altri punti di vista e modi di procedere. Le persone esperte per età che raggiungono una migliore comunicazione sociale sono quelle che meglio capiscono come integrare la propria esperienza nel presente senza scontri.

- **Rete sociale**

Avere una rete sociale forte e attiva è essenziale per la salute mentale ed emotiva in età avanzata e può rallentare il declino cognitivo.

Numerosi studi hanno evidenziato l'importanza di avere una rete di supporto sociale per raggiungere una sana longevità. Fin dai tempi antichi è noto che l'attività sociale, lo scambio, lo stare con altre persone ci aiuta psicologicamente e ci aiuta intellettualmente. Dobbiamo essere consapevoli che ad un certo punto invecchieremo, arriveremo a una situazione complicata e moriremo. L'importante è che ciò avvenga il più tardi possibile e che la situazione relativa alla pre-morte venga raggiunta con un buono stato funzionale, da persone attive e non dipendenti.

Siamo esseri sociali e abbiamo bisogno degli altri per vivere e per sopravvivere.

Pertanto per una vita sana è estremamente importante pensare di quali persone ci circondiamo, quali caratteristiche hanno, perché le frequentiamo e quali legami vogliamo costruire. Questo è fondamentale perché possiamo essere circondati da tante persone ma sentirci lo stesso soli. Le persone che ci stanno vicino ci fanno compagnia e ci danno forza: ci aiutano anche a formare la concezione che abbiamo di noi stessi dal punto di vista dell'autostima. Avere il sostegno del nostro circolo e della nostra gente è un rifugio importante per attraversare un invecchiamento sano e ridurre il deterioramento cognitivo.

Pensiamo che il cervello sia un muscolo, quindi se rimani seduto in una stanza con quattro mura tutto il giorno e non parli con nessuno, è come se vivessi in una gabbia... il tuo cervello si atrofizza perché non sta ricevendo nessuno stimolo. Quindi è importante rafforzare le connessioni sociali, siano esse con gli amici, la famiglia, il gruppo religioso o la comunità.

In questo senso, uno studio di Harvard ha scoperto che mantenere relazioni sane e positive è essenziale per una vita lunga e felice. L'analisi è considerata l'indagine più lunga sulla felicità nella storia, iniziata nel 1938. "La scoperta più coerente che abbiamo imparato in questi anni di studio è che le relazioni positive sono così potenti che non solo allungano la vita ci rendono più felici", hanno osservato i ricercatori

- **Alimentazione e attività fisica**

Fin dai tempi dei romani si sa che bisogna mangiare con moderazione. Pertanto, le diete sane, come la Mediterranea e la DASH, sono estremamente utili per raggiungere una sana longevità.

Una buona gestione di esercizi specifici per questa fascia di età, come camminare e avere sane abitudini favorisce il rallentamento dell'invecchiamento del 70%. e, in alcuni casi, le persone con pochissime difficoltà possono migliorare.

- **Divertimento**

Se fai le cose che ti piacciono, probabilmente non ti annoierai e la noia può essere un campanello d'allarme quando si invecchia. Sentire che la giornata è molto, molto lunga, non è un buon segno.

Il ricercatore e giornalista americano Dan Buettner e autore del best seller "Il segreto delle zone blu", ha sottolineato che le persone che vivono di più concentrano le loro giornate sul raggiungimento del proprio scopo piuttosto che inseguire obiettivi a breve termine o provare a fare tutto. In Costa Rica lo chiamano "progetto di vita" mentre ad Okinawa è conosciuto come "ikigai". Entrambi i termini significano vivere secondo il proprio significato personale e gli abitanti di queste zone blu trovano modi per integrare il loro scopo in ciascuna delle attività della loro giornata. Le persone nelle zone blu lavorano davvero per vivere, mentre in molte società produttive viviamo davvero per lavorare. Bisogna cambiare questa dinamica che crea un accumulo ingestibile di stress.

- **Prevenzione e Controllo medico**

Per continuare a rimanere attivi, anche se si hanno delle malattie, bisogna fare controlli medici periodici e attuare cambiamenti nello stile di vita che le rendano più facili da gestire, probabilmente anche con una minor quantità di farmaci assunti.

Molte volte finiamo per prendere troppi farmaci rispetto a quelli di cui abbiamo veramente bisogno. Il tuo corpo è in continua evoluzione, potrebbe non aver bisogno di [certi] farmaci. Pertanto, è imperativo parlare con il tuo medico o un geriatra, specificatamente per determinare quali farmaci non sono necessari o potrebbero essere pericolosi con l'avanzare dell'età.

Ritengo che controlli medici periodici, sottoporsi ad esami di screening, ricerca di marcatori tumorali, risulta indubbiamente un aiuto importante nel prevenire o riscontrare, diagnosticare malattie al loro esordio e non in stato avanzato al fine di poterle curare in tempo. Anche l'assunzione di farmaci deve essere un processo dinamico e non statico, un processo che varia al variare dell'esito di esami faccio un esempio il riscontro di bassi valori di ferro o di potassio e portano alla prescrizione di farmaci ma si deve poi rivalutare la loro sospensione quando tali valori rientrano nei limiti di norma. Allo stesso modo può variare l'assunzione di farmaci anti ipertensivi controllando i valori di pressione arteriosa e sospendendoli o riducendoli in base ai controlli effettuati. (Dott.ssa Simona Sansoni)

- **Positivismo e proiezione futura**

Bisogna pianificare in anticipo perché, per quanto tutti noi desideriamo invecchiare fino a centocinquanta anni sani e felici, ci sono buone probabilità che succeda qualcosa che richieda il ricovero in ospedale o di un aiuto a casa. Non si tratta di pianificare la fine della vita, scegliere una residenza per anziani, o pensare di morire tra sei mesi; si tratta di pianificare molto tempo prima di aver bisogno di aiuto.

Le nostre scelte hanno la capacità di rafforzare o danneggiare quel processo biologico e questo, in definitiva, influisce sulla qualità della nostra vita. Avere un progetto di vita oltre la pensione è molto importante. Avere uno scopo è di capitale importanza.

- **Il contatto con la natura**

Esistono diversi studi che suggeriscono una relazione tra la longevità e il fatto di vivere all'interno o in prossimità di aree naturali. I dati affermano che stare a contatto costante con la natura migliora anche la qualità della vita e, di conseguenza, allunga la vita.

Negli studi, quando si parla di contatto con la natura, non si intende solo vivere in zone di campagna o vicino ai parchi, ma anche avere molte piante nelle vicinanze, sia in casa che al lavoro o fare del giardinaggio.

Come vedremo in seguito, le cosiddette zone Blue i cui abitanti sono famosi per la loro longevità hanno alcuni fattori in comune: reti di supporto sociale, abitudini di esercizio quotidiano e una dieta a base vegetale. Ma la cosa più curiosa è che condividono tutti un'altra pratica comunitaria: amano il giardinaggio e lo praticano anche a 80, 90 anni e oltre.

Queste persone, oltre a vivere in ambienti naturali, condividono un'attività comune in cui hanno uno stretto rapporto con le piante. Questa teoria è supportata dal Nurses' Health Study condotto dai ricercatori della T.H. School of Public Health, Chan di Harvard e del Brigham and Women's Hospital. In questo studio è stata condotta un'indagine a livello nazionale sui maggiori fattori di rischio per le malattie croniche nelle donne, esaminando più di 108.000 donne.

I risultati emersi dallo studio sono sorprendenti. Hanno confrontato i rischi di morte con la quantità di vita naturale esistente vicino alle case delle donne e hanno scoperto che le donne che vivono in aree più verdi hanno un tasso di mortalità inferiore del 12% rispetto a quelle che vivono in aree meno verdi. Entrando più nel dettaglio, i ricercatori hanno scoperto che le donne che vivono nelle aree più verdi hanno una mortalità per malattie renali inferiore del 41%, quella per malattie respiratorie del 34% e quella per tumori del 13% inferiore rispetto a chi vive in aree meno verdi. Sebbene questo studio sia stato condotto solo con le donne, si ritiene che il risultato sarebbe stato simile anche includendo gli uomini.

Inoltre, si sottolinea che l'84% dei partecipanti allo studio vive in aree urbane, quindi non è necessario vivere in mezzo alla natura, ma un eventuale aumento della vegetazione sembra legato a una minore mortalità.

La nota dell'esperto

Nella mia esperienza ho notato come una carezza, un complimento, un segno di gratificazione anche banale, comporta nelle persone un miglioramento cognitivo che si riflette nella qualità della vita quotidiana. È ormai noto che alle persone in stato comatoso vengono fatte ascoltare le loro canzoni preferite, le parole di amici o compagni di vita, leggere i libri preferiti, tutte espressione anche queste di affettività, che migliorano lo stato generale.

Di grandissima importanza risulta il contatto fisico.

La nostra pelle è ricca di recettori strettamente in comunicazione con il nostro cervello. Studi scientifici hanno dimostrato come ricevere una carezza, un abbraccio riduce sensibilmente la produzione dei livelli di "cortisolo" nel sangue. Il cortisolo rappresenta l'ormone dello stress. Inoltre i comportamenti affettuosi rafforzano sensibilmente il nostro sistema immunitario. Il contatto fisico è collegato anche alla produzione di ossitocina sostanza prodotta dal nostro cervello che migliora la sensazione di serenità e benessere.

È noto che gli anziani che vivono in coppia, che passeggiano mano nella mano e si dimostrano ancora affetto, hanno una maggiore spettanza di vita.

Consiglio quindi di toccarsi, accarezzarsi, abbracciarsi il più possibile ad ogni età. Posso sostenere che un bambino che cresce in un ambiente anaffettivo avrà un quoziente intellettivo inferiore rispetto ad un suo coetaneo che ha ricevuto maggiori attenzioni e affetto. L'Istituto Europeo di Salute Mentale riporta una maggior mortalità nei neonati che non ricevono contatti fisici.

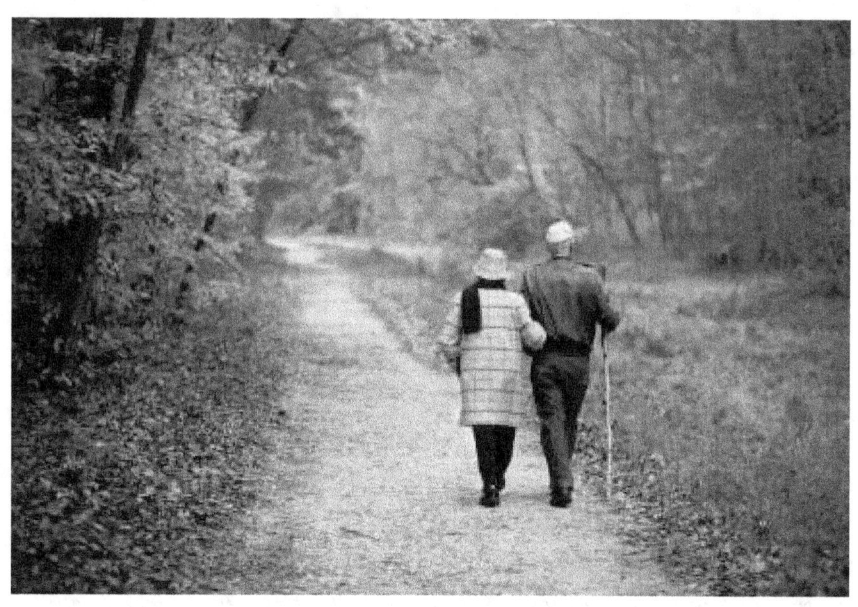

Siamo sempre più connessi ad apparecchi elettronici (soprattutto i bambini) e meno propensi al contatto fisico. Toccare ed essere toccati è un elisir di lunga vita. Il contatto fisico è quindi fondamentale per sviluppare l'intelligenza e le capacità cognitive.

Oscar Wilde citava: "Nulla può curare l'anima se non i sensi come nulla può curare i sensi se non l'anima".

Pertanto considero anche questa espressione utile per raggiungere una vecchiaia serena.

(Dott.ssa Simona Sansoni)

Capitolo 2

Le Zone Blu

Gli alchimisti dedicavano gran parte del loro tempo alla ricerca della vita eterna. Secondo loro, precursori della scienza moderna, potevano prolungare all'infinito la propria esistenza e curarsi da tutte le malattie utilizzando l'elisir di lunga vita. Ma a tutt'oggi non esiste un rimedio così sacro e potrebbe rimanere una chimera ancora a lungo.

Tuttavia, ciò che più si avvicina a questa ricerca nella vita reale si trova nelle cosiddette Zone Blu. Termine coniato per la prima volta nel 2005 da Dan Buettner sulla rivista National Geographic, per riferirsi a luoghi in cui l'aspettativa di vita è la più lunga al mondo e dove i tassi di malattie coronariche, cancro e demenza senile sono notevolmente ridotti.

Questi cinque luoghi rendono i loro abitanti i più longevi del pianeta per molteplici fattori. Quelli più importanti riguardano una dieta basata su cibi sani, l'attività fisica quotidiana, una routine in cui si riduce lo stress, la pratica della spiritualità e il contatto con la natura.

Trovare un posto nel mondo dove regnino pace e tolleranza e dove le tensioni quotidiane non siano comuni sembra un compito quasi impossibile e, in effetti, sembra quasi utopico.

Tuttavia, Buettner e il suo team sono riusciti a trovare queste caratteristiche in cinque luoghi del pianeta dove curiosamente vivono le persone più anziane del mondo: l'isola di Okinawa in Giappone, la penisola di Nicoya in Costa Rica, l'isola di Ikaria in Grecia, Loma Linda in California, Stati Uniti e nella regione montuosa dell'Ogliastra in Sardegna, Italia.

Ma cosa hanno in comune questi cinque luoghi del mondo che sembrano, a priori, così diversi tra loro? O meglio ancora, quali caratteristiche specifiche hanno che fanno sì che le persone vivano così a lungo?

- **Okinawa, Giappone**

Il Giappone è uno dei paesi con l'aspettativa di vita più lunga al mondo. Si stima che siano più di 50mila i centenari giapponesi. Ma l'isola di Okinawa, situata nel sud del Paese, detiene il record più alto del Giappone. Gli anziani vivono fino a circa 84 anni e le donne raggiungono i 90 anni. Il rischio di malattie cardiovascolari, demenza senile e Alzheimer è molto basso rispetto, ad esempio, agli Stati Uniti. I nonni si mantengono attivi svolgendo attività fisica quotidiana, mantenendo relazioni sociali per tutta la vita e nutrendosi con cibi originari dell'isola. I loro segreti?

Il primo sembra riguardare il temine Ikigai, potremmo tradurre con "scopo della vita, cioè il motivo o la ragione per alzarsi dal letto ogni giorno".

Il secondo invece con il termine moai: un gruppo di amici che si accompagnano per il resto della vita, con un'idea di scopo comune. Questa tradizione di Okinawa prevede che la persona invecchi accompagnata da qualcuno vicino che possa fornire supporto emotivo e persino finanziario. Il contatto fisico e il sostegno degli amici sono essenziali per il buon sviluppo della salute mentale.

Infine, Hara Hachi Bu è il mantra che ripetono prima di mangiare. Ma è anche una dieta a base di verdure, pesce e prodotti dell'isola. Hara Hachi Bu, come vedremo successivamente, è una regola di vita per cui non si deve mangiare tutto ma solo fino all'80% del piatto, per non sentirsi completamente sazi.

- **Penisola di Nicoya, Costa Rica.**

Questo settore del paese caraibico sembra distinguersi dalla mappa. La gente del posto non conosce lussi o eccentricità, ma piuttosto natura, spiagge paradisiache, frutti tropicali e duro lavoro in un'area in gran parte isolata dal resto del paese. Gli anziani di Nicoya hanno ossa forti e bassi tassi di malattie cardiache. Mantengono una vita sociale attiva, oltre a lavorare sodo e fare sport quotidianamente ma a bassa intensità.

La loro dieta potrebbe essere la chiave della longevità. Molti i frutti tropicali e le cosiddette "tre sorelle" dell'agricoltura mesoamericana: fagioli, mais e zucca. Questo ciclo agricolo ha una combinazione perfetta dalla coltivazione al consumo perché apporta contemporaneamente calcio, fibre e antiossidanti.

Ma anche l'ottimismo, la fede, la fiducia, le relazioni familiari e sociali sono essenziali affinché molti abitanti raggiungano la vecchiaia. Hanno poco, la vita quotidiana è dura e devono lavorare sodo per riuscire a mangiare. Ma credono di non aver bisogno di più di quello che hanno per vivere.

- ## Isola di Ikaria, Grecia

"Un Ikariota su tre raggiunge i 90 anni e tende a vivere 10 anni in più rispetto al resto degli abitanti di Europa e America", affermano le statistiche Quest'isola del Mediterraneo è paradisiaca: ha un clima piacevole, l'acqua come limite, frutteti naturali. La geografia fa sì che viaggiare richieda una condizione fisica adeguata, motivo per cui gli isolani si esercitano quotidianamente senza accorgersene. Ma alla meravigliosa atmosfera si aggiunge una dieta corrispondente. La dieta tipica della gente del posto è simile a quella mediterranea: alimenti base come olio d'oliva, vino rosso, pesce, infusi di erbe, miele non pastorizzato, ceci, piselli, lenticchie e quantità limitate di carne, zucchero e latticini. Gli abitanti di Icaria beneficiano di un tasso inferiore di malattie cardiache e di una migliore salute mentale.

- ## Loma Linda, California

La maggior parte delle Zone Blu sono isole o peninsulari. Loma Linda non lo è, ma funziona come tale. Questa piccola cittadina, isolata per mancanza di contatti con gli altri centri urbani, ospita circa 9mila seguaci della Chiesa avventista del settimo giorno.

La gente del posto attribuisce un'importanza fondamentale alla fede e al proprio credo religioso, e questa sembra essere una delle chiavi della loro longevità. Tendono a vivere fino a dieci anni in più rispetto agli altri californiani. Le loro regole includono anche il seguire una dieta vegetariana evitando i cibi "biblici".

Non consumano carne di maiale o carne rossa e non possono fumare, bere caffè o alcolici. La loro dieta consiste di cereali integrali, molta acqua, noci, verdure, frutta fresca e legumi. Si ritiene che la routine dell'incontro con altri seguaci della stessa chiesa promuova la socializzazione, allevi lo stress e rinforzi uno stile di vita sano.

- **Orgliastra, Sardegna**

"In quasi tutto il mondo, per ogni uomo che raggiunge i 100 anni ci sono cinque donne che raggiungono quell'età, qui la proporzione è di uno a uno", ha detto Dan Buettner, che ha fatto molte indagini in quest'isola. È chiaro che qui gli uomini vivono più a lungo che altrove.

In questa meravigliosa isola italiana molti hanno lavorato come pastori o agricoltori e attualmente si mantengono attivi camminando per diversi chilometri al giorno. L'esercizio fisico aiuta a mantenere giovani le articolazioni e il sistema cardiovascolare.

Inoltre gli anziani sono molto rispettati e costituiscono una parte vitale della loro comunità. L'aspettativa di contribuire alla società li mantiene attivi. Uno studio dell'Università di Cagliari ha stabilito che il loro coinvolgimento è maggiore che nel resto dei comuni dell'isola. Gli anziani, qui sono fonte di consultazione permanente e aiuto nella trasmissione dei valori, della storia e della tradizione locale.

Ma anche il cibo c'entra molto. Nella vita quotidiana non possono mancare il latte di capra (riduce il colesterolo ed è ricco di calcio), l'orzo macinato, il finocchio (ricco di fibre e diuretico) e l'infuso di cardo mariano (antiossidante e antinfiammatorio). Consumano anche melanzane, pomodori e fagioli, tra gli altri prodotti, che coltivano da soli negli orti e bevono il vino locale (fatto con uva Cannonau), ricco di polifenoli e benefico per la salute del cuore.

I luoghi sopra menzionati hanno caratteristiche proprie che permettono ai loro abitanti di vivere più a lungo. Essendo queste aree isolate geograficamente, l'uso di cibo spazzatura o alimenti trasformati è meno diffuso. I loro abitanti sono costretti a fare molta attività fisica (a causa delle caratteristiche geografiche di questi luoghi) e lavori manuali. Sono luoghi in cui si dà priorità al sonno e al riposo. I loro abitanti praticano la moderazione nel mangiare. Sono caratterizzati anche da un clima ottimale. Un luogo dove la temperatura è gradevole permette una maggiore vicinanza agli altri, alla natura e all'aria aperta. Inoltre, la dieta è molto più moderata; i climi estremi causano in molti casi un eccesso di cibo. Sappiamo, ad esempio, che quando abbiamo freddo abbiamo più fame, un clima benevolo garantisce una maggiore disponibilità di alimenti freschi provenienti dalla terra. Quindi, anche se non è decisivo, è un altro dei fattori importanti delle "zone blu". I climi estremi per lungo tempo possono anche causare stress (vento costante o pioggia), inoltre la qualità dell'aria dell'ambiente e la prevenzione dell'inquinamento sono un altro dei fattori che influenzeranno le "zone blu".

In questi luoghi, le persone superano di decenni l'aspettativa di vita del resto del mondo. Inoltre, i tassi di malattie coronariche, cancro e demenza senile sono significativamente più bassi.

Nei capitoli successivi ho descritto più nel dettaglio come vanno le cose ad Okinawa, Ogliastra e Ikaria, tralasciando le altre due per evitare dei riferimenti che dal punto di vista del lettore possono avere un significato diverso come quello religioso ad esempio.

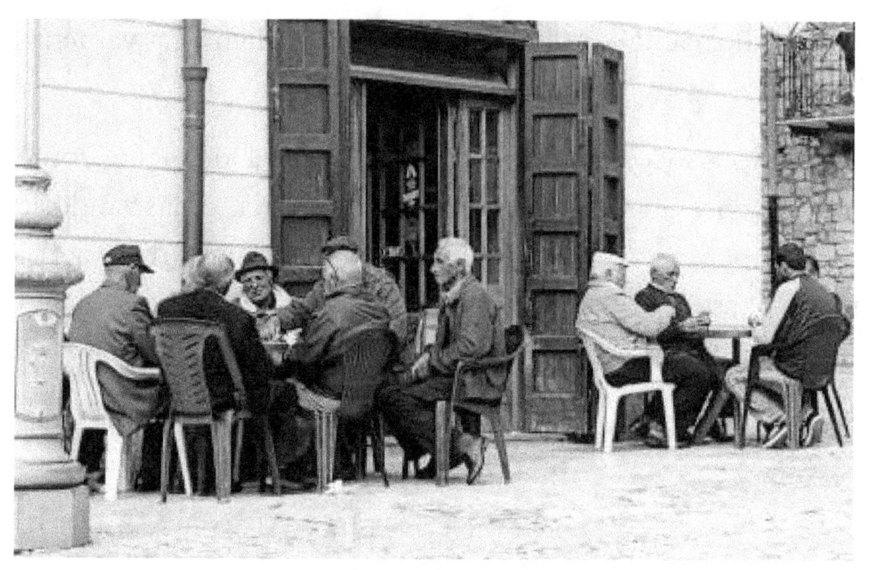

I segreti dei centenari di Okinawa

Situata nell'Oceano Pacifico, a circa 650 chilometri dalla terraferma giapponese, Okinawa è la quinta isola più grande del paese. Okinawa è riconosciuta come una "zona blu" per la longevità.

Coloro che hanno la fortuna di chiamare casa questo luogo tranquillo sono noti per vivere una vita meravigliosamente lunga e appagante. Circa 68 abitanti di Okinawa su 100.000 sono centenari. Innumerevoli studi sono stati fatti per capire le ragioni di questo fenomeno.

Oltre al cibo, che viene coltivato localmente l'attenzione degli studiosi si è posta anche sullo sviluppo di una mentalità sana e di uno stile di vita attivo da parte degli abitanti dell'isola.

- **Moai e il senso di comunità**

Gli abitanti di Okinawa sviluppano forti reti di supporto sociale, conosciute come moai, che durano dall'infanzia e per tutta la vita. Questi gruppi familiari di amici e compagni si incontrano periodicamente per discutere le loro esigenze e si riuniscono quando un membro del moai ha bisogno di ulteriore aiuto. Il termine esiste da centinaia di anni ed è stato utilizzato per la prima volta per descrivere come un popolo potesse utilizzare collettivamente le proprie risorse economiche per migliorare la comunità per tutti. Gli abitanti dell'isola sono noti per il loro forte senso di comunità e la volontà di aiutare gli altri.

I principi tramandati dagli Okinawensi assicurano che i residenti più anziani di Okinawa abbiano una rete sociale affidabile che li sostenga nei momenti difficili. Questo ambiente contribuisce a creare una sensazione di armonia e tranquillità in tutta l'isola. Questa rete sociale permette a quasi tutti di avere un amico intimo a cui affidarsi.

- **Ikigai assicura che ognuno abbia uno scopo**

La filosofia "ikigai" risale all'antico periodo Heian, ma nell'ultimo decennio la sua popolarità è cresciuta rapidamente fuori dal Giappone. Sebbene il concetto sia piuttosto difficile da definire, implica la pratica dell'accettazione di sé e l'imparare a vivere il momento. Come spiega Dan Buettner: "A Okinawa non esiste nemmeno una parola per indicare la pensione. Esiste invece "ikigai", che essenzialmente significa "il motivo per cui ti alzi la mattina".

Avere un motivo per alzarsi dal letto (anche un piccolo motivo) è importante tanto quanto mangiare sano e fare esercizio fisico. Infatti, uno studio del 2008 su 43.000 giapponesi ha rilevato che i partecipanti che praticavano l'ikigai avevano una minore probabilità di sviluppare malattie cardiovascolari e un tasso di mortalità inferiore. Apprezzando i semplici piaceri quotidiani e mantenendo un senso di responsabilità nel mantenere attivi la mente e il corpo, gli abitanti di Okinawa ottengono grande soddisfazione dall'avere uno scopo nella vita.

- **La cura dell'ambiente**

Dato che Okinawa ha temperature calde tutto l'anno e un'abbondanza di piante autoctone, è perfettamente logico che molti locali continuino a curare i loro giardini e i loro orti anche nella vecchiaia. Il giardinaggio è un'ottima forma di esercizio fisico a basso impatto, che garantisce agli Okinawensi un'ampia gamma di attività per mantenere la mobilità e la flessibilità mentre invecchiano.

Oltre ai benefici fisici del giardinaggio, questa attività rientra perfettamente nel concetto di ikigai. Alzarsi i la mattina per fare giardinaggio o coltivare il proprio cibo sembra il tipo di esistenza rilassante che potrebbe portare a vivere cento anni.

- **La dieta**

Oltre i giardini si coltivano anche gli orti che offrono ampie varietà di verdure, garantendo alla gente del posto una dieta ricca di ingredienti freschi.

Considerando la longevità degli abitanti di Okinawa, non sorprende che seguano una dieta più nutriente della maggior parte dei giapponesi. Sebbene non sia interamente vegana, è composta per il 90% da alimenti vegetali, come frutta, verdura, noci e cereali. Il consumo di pesce, carne, latticini e uova è sporadico.

Inoltre mangiano una minore quantità di riso rispetto ad altre parti del Giappone, preparano piatti ricchi di nutrienti e poveri di calorie, basando molti pasti su gustose patate dolci viola. Un abitante di Okinawa consuma in media il 70% in meno di zucchero rispetto al giapponese medio.

- **L'equilibrio nutrizionale con "Hara Hachi Bu"**

Mentre la dieta unica di Okinawa contribuisce senza dubbio alla longevità dei cittadini dell'isola, la pratica dell'Hara Hachi Bu è un altro fattore che non può essere ignorato. Questa espressione che è ispirata ai precetti di Confucio ricorda chiaramente alle persone di smettere di mangiare quando si sentono sazie all'80%, portando ad un approccio più consapevole che previene l'eccesso di cibo.

Hara Hachi Bu permette a chi lo pratica di controllare sia la quantità che la qualità di ciò che si mangia quotidianamente.

Letteralmente Hara Hachi Bu significa "otto parti della pancia" e significa non mangiare più dell'80% di ciò che puoi. Cioè mangiare e fermarsi prima di essere sazi al 100%.

Hara Hachi Bu non è solo il nome di un metodo, ma lo si ripete come un mantra prima di ogni pasto, imparando fin da piccoli che è fondamentale soddisfarsi fino all'80% delle proprie capacità.

Fermarsi prima di raggiungere la completa sazietà è uno degli aspetti chiave per controllare la quantità di cibo ingerito e, in questo modo, mantenere un apporto energetico controllato che ci permetta di non pretendere troppo dal corpo.

Al di là della quantità e della qualità, Hara Hachi Bu è un concetto che riguarda l'intero modo in cui mangiamo, prevedendo anche una dieta sana.

Inoltre suggerisce di mangiare lentamente, masticando con calma e favorendo la sazietà oltre che l'assimilazione del cibo che consumiamo.

Propone di servire piccole porzioni di cibo ad ogni pasto, in modo da favorire il raggiungimento della sazietà fino all'80%, ma senza lasciarci affamati. Quindi non si tratta di digiunare o di saltare i pasti ma di un modo per regolarsi e controllare la golosità.

Sebbene l'Hara Hachi Bu possa sembrare un concetto basilare, in realtà è supportato da ricerche che hanno scoperto che il nostro cervello impiega circa 20 minuti per comunicare con il nostro stomaco. Rallentando la velocità con cui mangiano, gli

abitanti di Okinawa si assicurano di mangiare solo ciò di cui
hanno bisogno per sentirsi sazi.

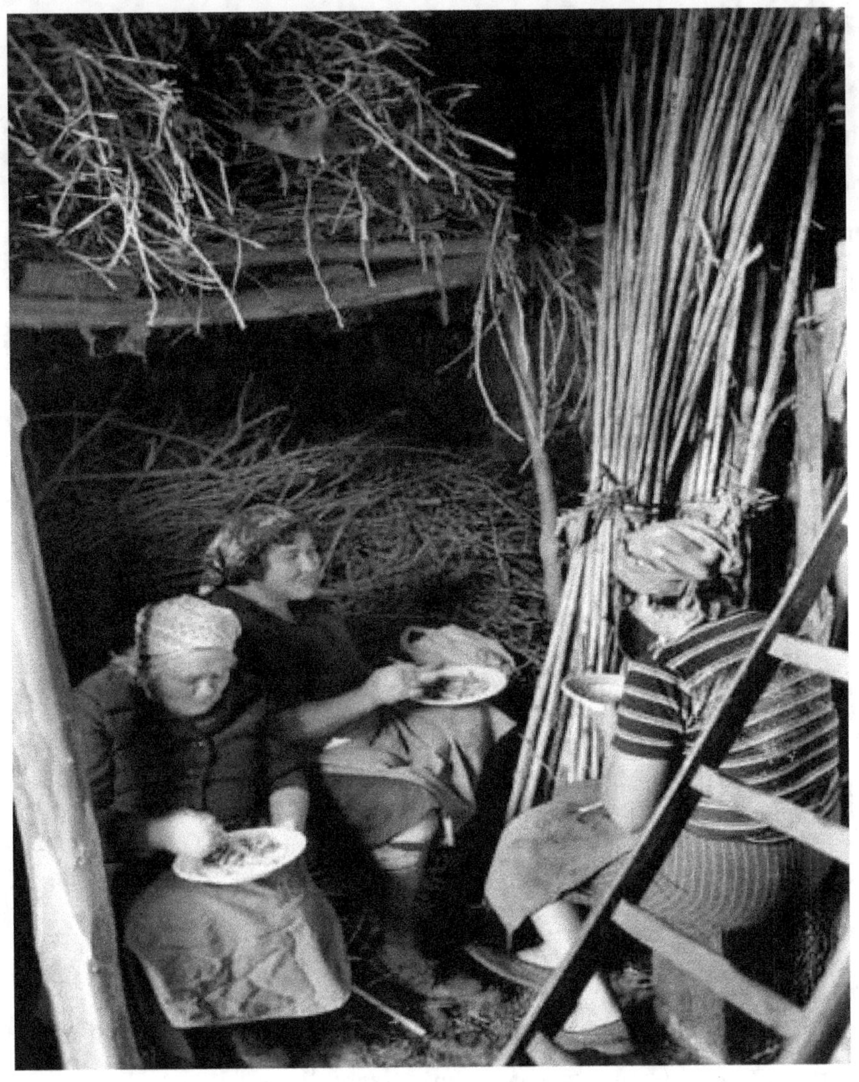

Il tai chi

Inoltre gli abitanti di Okinawa praticano quotidianamente il tai chi, antica arte marziale che combina movimenti lenti con tecniche di meditazione e respirazione.

Il Tai chi o tai chi chuan è una disciplina fisica e mentale che unisce la conoscenza delle arti marziali con le tecniche di meditazione e respirazione. Quando fai Tai Chi, respiri lentamente e profondamente e tutta la tua attenzione è focalizzata nell'eseguire movimenti lenti e molto precisi che sono collegati tra loro. La postura, la coordinazione e la concentrazione vengono costantemente usate per trovare equilibrio.

Molti sono i benefici che questa disciplina sembra apportare tra cui

- **Riduce lo stress e l'ansia**

Uno studio condotto presso l'Università di Tecnologia di Sydney (Australia) ha dimostrato che il Tai chi, grazie al fatto che incorpora tecniche meditative e di respirazione, è più rilassante ed è più adatto a trattare l'ansia rispetto al semplice esercizio fisico. Il Tai Chi migliora anche l'umore. La pratica regolare aiuta a superare la depressione lieve perché rafforza la fiducia in sè stessi. Inoltre, il movimento lento e preciso insieme alla respirazione consapevole produce un effetto diretto sul sistema nervoso ed endocrino.

- **Migliora l'equilibrio**

Le persone anziane tendono a subire cadute che possono essere molto pericolose. Il Tai Chi rafforza il senso dell'equilibrio, rendendolo un efficace mezzo preventivo. Migliora anche le condizioni fisiche generali e, soprattutto, la mobilità articolare.

- **Aiuta a controllare il peso**
- **Rafforza l'immunità**

La pratica del Tai Chi è anche in grado di aumentare il numero di cellule immunitarie legate al rinnovamento cellulare e, quindi, favorire la longevità.

- **Riduce il dolore cronico**

Il Tai Chi può essere utile nella gestione di molte malattie croniche che causano dolore. Ad esempio, la pratica regolare attenua i sintomi della fibromialgia.

- **Favorisce il sonno**

Questa attività favorisce ampiamente il sonno che rimane uno degli elementi fondamentali per aumentare la longevità.

Ecco svelati i segreti dei centenari di Okinawa: si alzano ogni mattina con uno scopo, hanno una rete sociale per cui si sentono protetti, stanno all'aria aperta facendo Tai chi e mangiano poco.

I centenari dell'Ogliastra

La regione dell'Ogliastra situata nella Sardegna centro orientale è un'altra delle 5 zone blu. Qui nel 2014, viveva la famiglia più antica del mondo: otto fratelli, tutti ultracentenari.

Ma non si tratta di un fenomeno moderno: secondo un articolo del National Geographic, a Silanus, dei 17.865 nati tra il 1800 e il 1900, 91 hanno vissuto fino a raggiungere il centesimo compleanno.

In una serie di villaggi sulle montagne di questa zona ci sono 21 centenari su una popolazione di 10.000 abitanti.

È curioso che mentre in altre aree del mondo il rapporto tra donne che vivono più a lungo degli uomini è molto più alto, in Sardegna questo rapporto è di 1 a 1. Cioè tanti uomini quante donne centenarie.

Dan Buettner ha studiato a lungo questo epicentro della longevità in compagnia del demografo belga Michel Poulain, del genetista evoluzionista italiano Paulo Francalacci e di Gianni Pes, fisico e ricercatore medico italiano.

Buettner all'inizio aveva sospettato che ciò che faceva la differenza tra coloro che vivevano più a lungo e quelli che vivevano di meno in circostanze simili di sviluppo igienico e sanitario fosse il loro corredo genetico. Come in altre di queste zone blu, l'omogeneità genetica dei sardi era molto elevata, molto più del solito. Tuttavia, una ricerca condotta da Gianni Pes indica che le differenze nella mortalità per malattie cardiovascolari, cancro e infiammazioni non sono così sostanziali da poter essere spiegate solo con questo motivo.

Alla fine, nell'eterna lotta tra configurazione genetica e abitudini di vita, tra determinismo e libero arbitrio, vince quest'ultimo. La dieta sembra essere un importante indicatore della longevità all'interno di una società, non solo per i nutrienti che fornisce, ma anche per il gran numero di attività legate al modo di alimentarsi più adeguato, alla sua produzione e alla cultura che lo promuove. A livello alimentare, i carboidrati complessi sembrano influenzare positivamente la longevità delle persone in tutto il mondo. Nello specifico, verdura, frutta, cereali integrali e, soprattutto, fagioli. Secondo i calcoli del gruppo di ricercatori guidati da Buettner, due cucchiai al giorno di questo alimento possono ridurre dell'8% la probabilità di morire. Un alimento che in questa zona rurale e povera ha sostituito la carne come principale fonte di proteine. I fagioli con il loro alto contenuto di fibre migliorano anche la salute dell'intestino.

Ma la dieta non basta per vivere più a lungo. Buettner racconta dei suoi incontri in Ogliastra con una famiglia di cinque donne che appartenevano a tre generazioni diverse. Le donne ogni settimana si riunivano per cuocere il pane in modo tradizionale. Il segreto stava nell'impasto? No, ma in tutto ciò che le circondava. Per preparare il cibo, le donne dovevano tagliare la legna e alimentare il fuoco, oltre a lavorare la pasta per quasi un'ora. Uno sforzo fisico abbastanza completo che, di per sé, risulta ancora più faticoso di una seduta in palestra. Ma questa non era la cosa più importante, bensì cucinavano in compagnia. Gli abitanti dell'Ogliastra mantengono rapporti sani e costanti con le persone che le circondano. "Le persone si incontrano ogni giorno per strada e godono della reciproca compagnia", scrive Buettner. "Se qualcuno si ammala, c'è un vicino. Se un pastore perde il suo gregge, altri gli danno i loro animali per ricostruirlo". Nessuno è veramente solo anche se vive in casa da solo. Infatti non c'è niente di più importante perché una comunità (e non uno dei suoi membri) sia longeva che i suoi abitanti si sostengano a vicenda. In molte occasioni, ciò si manifesta attraverso forti legami familiari. Nessuno invecchia qui pensando di finire in una casa di riposo, ma sa che i propri figli – e nipoti, e cugini – si prenderanno cura di lui a casa fino alla fine della vita. Gli abitanti dell'Ogliastra vivono in una zona dove l'accesso a cibi sani come le verdure è facile e semplice, camminano inerpicandosi per le erte del paese, passano ogni giorno del tempo a chiacchierare con i vicini, gli amici e i famigliari. Il tipo di attività che è molto difficile da integrare nella vita quotidiana di un cittadino ma che in questo tipo di ambiente rurale continua ad essere un'abitudine inconscia.

Questi centenari hanno uno stile di vita che include esercizio fisico, relazioni, lavoro, stato psicologico positivo e, ovviamente, cibo.

Questi territori sono aspri, sterili, l'attività più importante storicamente era la pastorizia. Spesso i piccoli paesi si inerpicano su' per le colline. La dieta si basa su varie erbe e formaggi di pecora e capra. Ricchi di proprietà antinfiammatorie e di acidi grassi Omega 3 che aiutano a ridurre il rischio di malattie come l'Alzheimer. Nel loro menù è presente anche il pesce.

Inoltre, questi centenari consumano anche verdure naturali ricche di vitamine e minerali come melanzane, zucchine, pomodori e fagiolini, e cereali come orzo, avena, miglio e segale. In breve, quando si parla di alimentazione nell'Ogliastra, parliamo di cereali sani, legumi, verdure di stagione, frutta, noci, olio d'oliva e quantità controllate di proteine animali. Insomma non i piatti italiani più popolari come pasta e pizza.

Potremmo così riassumere le leggi di questi centenari:

- **Vivi lentamente, muori vecchio**
- **Nessuno stress o fretta.**
- **Mangia verdure**
- **Soprattutto legumi**
- **Poca carne e molti prodotti coltivati nei propri orti.**
- **Mantieni uno scopo nella vita**
- **Svegliati con la voglia di vivere** intensamente un nuovo giorno. Superare le avversità con stoicismo. Vivi nel presente!
- **Bevi un bicchiere di vino al giorno**

La vinificazione artigianale segreto della longevità locale. Il vino è fatto con uva Cannonau e va gustato in buona compagnia.

- **Esercitati ogni giorno**

Nel caso della gente del posto si tratta di lavorare l'orto, farsi il pane in casa, andare ovunque a piedi.

Gli anziani qui scherzano sulla loro strana ossessione per la corsa. I ripidi pendii dei centri abitati dell'isola sono la migliore palestra a cielo aperto che ci sia.

- **Ambiente sociale e vita comunitaria**

In Sardegna gli anziani non si sentono soli perché sono sempre accuditi o accompagnati dai familiari o dai vicini. Qui non hanno senso residenze o case di cura, gli anziani vivono nelle loro case e non si sentono abbandonati né soli. Avere un nonno in famiglia è un vero onore.

- **Mangia poco**

Giusto quello che ti serve per soddisfare la tua fame. Il concetto si ripete in Giappone come abbiamo già visto

- **Ama, ama chi ti circonda e trattalo con affetto**

Condividi i bei momenti e goditi il gruppo. I dolori si gestiscono meglio in compagnia.

- **Tanto verde e aria buona da respirare**

Il luogo in cui vivi, le condizioni ambientali e la qualità delle risorse naturali sono un fattore importante.

- **In generale, i farmaci non vengono assunti e le visite dal medico sono aneddotiche.**

Insomma il segreto qui è la dieta (tanta verdura e poca carne), uno stile di vita lento e rilassato, sono grandi fautori dell'esercizio fisico e amano stare insieme rispettando appuntamenti sociali come sagre e fiere. Come ad Okinawa!

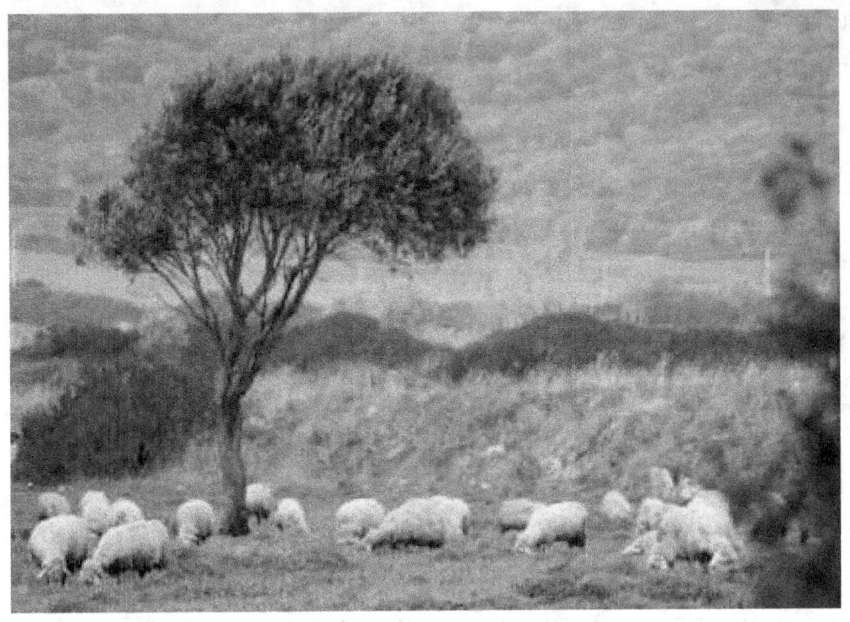

I segreti degli abitanti di Ikaria

Mi sono recato personalmente ad Ikaria per capire meglio. Il mio budget di viaggio suggeriva un soggiorno di cinque massimo sette giorni, ci sono rimasto quasi un mese ed il budget non era ancora finito. Questo per dirvi che a parte scoprire i segreti degli anziani di Ikaria, ho scoperto che le persone longeve non hanno bisogno di molto per vivere e che sono "molto sostenibili" (parlerò di questo in un capitolo dedicato – Capitolo 22).

La leggenda narra che Dedalo, architetto e costruttore del labirinto cretese, e suo figlio Icaro furono imprigionati sull'isola di Creta dal re Minosse. Per fuggire, dato che il monarca dominava la terra e il mare, Dedalo creò delle ali unendo piume, fili di coperte, vestiti e cera d'api. Ne fece uno per sé e un altro per suo figlio. Quando finalmente terminò la sua opera, indossò sua creazione e sbatté le ali. Poiché vide che funzionava, insegnò a suo figlio a volare. Tuttavia, avvertì Icaro di non volare troppo in basso o troppo in alto, per evitare che l'umidità ostruisse le ali o il calore del sole le potesse scioglierle. Il giovane ignorò gli avvertimenti del padre. Icaro si alzò così in alto che il sole finì per sciogliere la cera sulle sue ali, facendolo cadere dal cielo e annegare nel mare. Rattristato dalla sua perdita, Dedalo chiamò Icaria un'isola vicino a dove era caduto l'amato figlio, per onorare la sua memoria.

Quest'isola greca dell'Egeo, la cui storia rimane eternamente intrecciata con la mitologia greca, sembra essere stata toccata dalla mano degli dei. Oltre ad avere un paesaggio invidiabile grazie alle sue spiagge impareggiabili e alle acque cristalline, i suoi abitanti sono conosciuti in tutto il mondo per la loro straordinaria longevità.

Infatti, quest'isola è stata nominata una delle cinque "zone blu" del mondo. Nel caso di Ikaria, una persona su tre raggiunge i 90 anni.

Secondo la ricerca condotta da Buettner e dal suo team, quest'isola presenta una perfetta combinazione di fattori che includono geografia, cultura, dieta, stile di vita e vita sociale. "Godono del vino rosso forte, delle partite notturne di domino e di un ritmo di vita rilassato che ignora gli orologi. "L'aria pulita, le brezze calde e il terreno accidentato li spingono all'aria aperta verso uno stile di vita attivo", osserva Buettner.

Il terreno ripido dell'isola obbliga gli Icariani a fare esercizio fisico per andare a casa del vicino o semplicemente per mettere in ordine il proprio giardino. A tutto questo si unisce una variante della dieta mediterranea che si basa principalmente sul consumo di molta frutta e verdura, oltre a cereali integrali, cereali, patate e olio d'oliva.

La dieta icariana è completata dalla grande passione dei suoi abitanti per la condivisione di tisane – che contengono una grande quantità di antiossidanti, come hanno scoperto gli scienziati – e infusi. Il tè al rosmarino selvatico, alla salvia e all'origano, agiscono anche come diuretici, per regolare la pressione sanguigna rimuovendo l'eccesso di sodio e acqua dal corpo.

Oltre a questo, i ricercatori hanno scoperto altre abitudini quotidiane che hanno contribuito a far sì che i suoi abitanti vivessero così a lungo e in ottima salute. Uno di questi è il pisolino. Secondo il ricercatore americano, le persone che fanno dei sonnellini regolari hanno fino al 35% in meno di probabilità di morire di malattie cardiache, poiché riducono gli ormoni dello stress e riposano il cuore.

Infine, un altro tema che permette la longevità sono i legami familiari e le connessioni sociali che si stabiliscono all'interno dell'isola e che giovano alla salute e alla longevità in generale. Pertanto dobbiamo dare priorità alla famiglia e agli amici se vogliamo vivere molti anni e viverli bene.

Una condizione così unica ha suscitato l'interesse della comunità scientifica per scoprire cosa può rendere questo luogo ideale per ritirarsi e vivere in buone condizioni fino al raggiungimento dell'età di un secolo o più, ed estrapolarlo così al resto della società.

Dopo diversi studi, si è concluso che esistono diversi fattori che possono far sì che l'isola greca di Ikaria presenti questi indici di longevità.

La dieta è uno degli elementi chiave. Molte delle case dell'isola hanno il proprio orto, gran parte delle verdure che consumano passano direttamente dalla terra alla tavola, quindi sono prive di pesticidi e altre sostanze nocive utilizzate convenzionalmente.

Gli abitanti di Ikaria producono anche il sale da soli.

Una delle bevande più popolari a Ikaria è il vino che viene prodotto lì e che molti isolani apprezzano, ma con moderazione, al massimo un bicchiere o due a pasto.

I suoi abitanti hanno generalmente uno stile di vita attivo. Molti di loro sviluppano attività comunitarie, sono coinvolti negli affari, in azioni che coinvolgono la comunità e rafforzano i rapporti tra amici e familiari. E allo stesso tempo si muovono molto.

L'orografia dell'isola è particolare, in quanto è costituita da pendii ripidi ed è prevalentemente montuosa, infatti la attraversano i Monti Etera, ed i centri abitati si trovano nelle zone costiere, dove si trovano le pianure.

Tutto ciò ha fatto sì che gli abitanti di Ikaria abbiano dovuto camminare molto per spostarsi. In questo modo, l'esercizio fisico è stato una costante nella loro vita.

Allo stesso tempo, prendono la vita con calma, riposano, fanno un pisolino e si svegliano con la luce del giorno per svolgere i loro compiti in giardino o in comunità. In generale, la loro vita è molto rilassata, senza stress e in cui ogni membro è motivato dal lavoro o dal ruolo che ricopre nel proprio spazio.

Un altro aspetto che gli scienziati hanno evidenziato è la vita sessuale che mantengono gli Icariani. Le ricerche hanno dimostrato che l'80% degli uomini tra i 65 ei 100 anni dell'isola hanno regolarmente rapporti sessuali.

La combinazione di tutti questi elementi e il fatto di avere una vita piena, che rende questi anziani a proprio agio e soddisfatti del loro ambiente, sembrano costituire, secondo le conclusioni degli scienziati, la chiave per una sana longevità sull'isola greca di Ikaria.

Capitolo 3

Mangiare bene per vivere bene

Oggigiorno a nessuno sfugge all'importanza di una buona alimentazione per mantenere una buona forma fisica, che si tradurrà anche in un migliore stato mentale ed emotivo, e mangiare bene significa vivere meglio.

Anche se l'attuale ritmo di vita rende difficile l'equilibrio della dieta, non dovrebbe causare un deterioramento delle abitudini alimentari, che a lungo termine può finire per distruggere la salute. Mangiare bene è una questione di educazione sanitaria e di atteggiamento. Il cibo sano non ha differenze di genere. Tuttavia, a seconda della corporatura, le calorie giornaliere necessarie per vivere sono leggermente inferiori nelle donne rispetto agli uomini. Allo stesso modo, durante la gravidanza, e soprattutto durante l'allattamento, periodo in cui le donne aumentano i loro fabbisogni nutrizionali, si riscontrano differenze tra i sessi. Anche dopo la menopausa la donna deve garantire un apporto di calcio pari a circa 1.000 mg al giorno e un corretto livello di vitamina D.

Le nostre abitudini alimentari determinano in gran parte il funzionamento del nostro corpo. Una buona dieta adattata alle nostre esigenze nutrizionali promuove la salute e previene le malattie.

L'organismo ha bisogno di mangiare per vivere. I nutrienti che si ottengono dal cibo ci consentono di funzionare correttamente e di affrontare le attività quotidiane. Ma il ruolo della nutrizione va ben oltre: i recenti progressi in campo nutrizionale negli ultimi decenni hanno permesso di determinare l'importanza di una corretta alimentazione nel promuovere la salute fisica e mentale, prevenire le malattie e, in generale, migliorare la nostra salute e la qualità della vita.

Pertanto, invece di parlare del perché è necessario mangiare, dovremmo dire mangia bene, poiché il fatto che consumiamo cibo non significa che stiamo necessariamente ottenendo i nutrienti di cui il nostro corpo ha bisogno.

Ma cosa significa mangiare correttamente?

Una dieta adeguata è ciò che ci fornisce il corretto fabbisogno per il corpo, in termini di energia e sostanze nutritive, per coprire i nostri bisogni e affinché possa funzionare correttamente. Non esiste una dieta universale adatta, ma va adattata a ciascuno in base alle caratteristiche personali e allo stile di vita: una dieta equilibrata non sarà la stessa per un minore, come per un adulto o per una donna incinta, né per chi pratica regolarmente sport né per una persona sedentaria.

Tuttavia, la scoperta dei nutrienti e della loro funzione nel corpo ci consente di determinare quali alimenti promuovono efficacemente la salute e prevengono le malattie. E sono proprio questi che dovrebbero far parte della dieta di una popolazione sana.

Come vedremo in seguito, i nutrienti alimentari sono classificati in diverse categorie, come carboidrati, lipidi e proteine, vitamine e minerali. Il nostro corpo ne ha bisogno in quantità diverse per mantenersi in salute. Come abbiamo detto, tali quantità non variano solo in base al sesso o all'età, ma anche a livello di energia richiesta. In generale, si tratta di garantire al corpo tutti i nutrienti di cui ha bisogno, indipendentemente dalla loro provenienza, purché le fonti siano di qualità. Quindi, per fare un esempio, il nostro organismo ha bisogno di procurarsi una certa quantità di proteine, ma è irrilevante se provengano da fonti vegetali o animali.

- **Proteine**

Le proteine sono responsabili della formazione e della rigenerazione del tessuto muscolare. Rafforzano inoltre le nostre difese contro le infezioni e gli agenti esterni e sono responsabili del trasporto di altri tipi di nutrienti, come i grassi.

- **Grassi e carboidrati**

Grassi e carboidrati hanno la funzione principale di ottenere l'energia necessaria affinché l'organismo possa svolgere funzioni vitali come il pompaggio del sangue, la funzione polmonare o il corretto mantenimento della temperatura corporea.

- **Vitamine e minerali**

Vitamine e minerali regolano i processi del corpo in modo che funzionino correttamente ed evitino possibili disturbi e malattie.

- **La fibra**

La fibra favorisce il corretto funzionamento dei sistemi di evacuazione dei rifiuti del corpo.

Come si suole dire, a buon intenditore poche parole. E con questo intendiamo la credenza popolare secondo cui l'equivalente di una dieta sana ed equilibrata sta nella varietà degli alimenti. È il classico "mangia tutto".

In genere, questa varietà viene utilizzata come scusa per introdurre cibi lontani dall'essere salutari. Bisogna tenere presente che oltre ai grassi trans e all'alto contenuto di zuccheri ci sono molti additivi che sono anche dannosi per la nostra salute. Come, ad esempio, conservanti e stabilizzanti o i sempre più diffusi esaltatori di sapidità.

Quando si dice che la dieta deve essere variata ci riferiamo agli alimenti che fanno bene. Cioè frutta e verdura, preferibilmente cereali integrali, legumi, pesce, ecc. Certo possiamo fare degli strappi una tantum. Ma se parliamo strettamente di importanza del mangiar bene, i cibi scelti devono essere sani.

In altre parole, per mangiare bene ciò che bisogna cambiare è la concezione che abbiamo del cibo. L'obiettivo non è raggiungere un certo peso o uno standard di bellezza stabilito, ma imparare a fornire al nostro corpo tutti i nutrienti di cui ha bisogno affinché possa funzionare correttamente e tenere a bada la comparsa di malattie e disturbi.

- **Cereali integrali**

In generale si tratta di aumentare il consumo di cereali integrali, come riso, avena, segale o farro. Anche il grano, ma dato che è presente praticamente in tutto ciò che consumiamo, è preferibile ridurne la quantità e optare per altre alternative più salutari.

Ma bisogna stare attenti alle etichette, perché il marketing è nemico di ciò che consideriamo mangiare bene. E' necessario leggere l'etichetta degli ingredienti e non la parte frontale. Scartare tutti quelli che contengono farina di frumento e il 5% di un altro cereale e che, comunque, vengono pubblicizzati come alternativa completa.

I cereali integrali hanno il vantaggio di includere fibre, che non solo ti faranno sentire sazio prima, ma favoriranno anche il transito intestinale. Tuttavia, poiché i carboidrati vengono trasformati in glucosio nel nostro corpo per ottenere energia, è necessario adattare la quantità consumata al proprio dispendio energetico.

- **Aumentare i legumi**

I legumi sono un'ottima fonte di carboidrati e proteine, quindi sono un'opzione adatta se vuoi ridurre il consumo di carne. Al giorno d'oggi sono molto facili da preparare, poiché si possono acquistare semicotti. Tuttavia, per evitare additivi, è sempre preferibile cucinarli crudi in casa.

- **Frutta e verdura come alleati**

Dovresti rendere le verdure le protagoniste principali dei tuoi piatti. Oltre ad essere più leggeri rispetto ad altri alimenti, sono una fonte di vitamine e minerali. La frutta può aiutarti se ti viene fame tra un pasto e l'altro o come alternativa ai dolci a colazione. Ricorda che l'importanza di mangiare sano è focalizzata sulla cura di te stessa e non sul tuo aspetto!

- **Più pesce e meno carne**

Anche se oggi i livelli di alcuni minerali come il mercurio sono più alti di quanto vorremmo in alcuni pesci, essi rappresentano comunque un'opzione migliore della carne. Naturalmente, se si opta per il pesce, l'ideale è che sia fresco e non in scatola, perché anche in questo caso bisogna stare attenti ai conservanti.

Quando si parla di carne è preferibile evitare la carne rossa o limitarne il consumo ad una volta alla settimana. Tieni presente che la carne, di qualsiasi tipo, include gli ormoni e gli antibiotici che vengono somministrati agli animali per il consumo umano. Non si tratta quindi solo di questioni etiche, ma della nostra salute.

- **Evitate la pasticceria industriale**

Nessuno si amareggia per un dolce, ma se ne avete voglia è meglio prepararlo in casa. Se prendi l'abitudine di leggere le etichette, vedrai che la maggior parte degli alimenti di questo tipo contengono lo zucchero tra i primi ingredienti. Se fai un conteggio totale, la quantità che ingerisci è molto superiore ai limiti massimi raccomandati da organizzazioni come l'OMS.

Puoi farne un'eccezione, ma mensilmente e non quotidianamente.

- **Olio d'oliva**

L'olio d'oliva ha un prezzo più alto rispetto ad altre varietà, poiché la sua qualità è superiore. Sceglierlo non solo ti aiuterà ad ottenere nutrienti, ma arricchirà anche i tuoi piatti con il suo sapore. L'olio di girasole dovrebbe essere utilizzato solo eccezionalmente.

- **Il consumo di prodotti raffinati è dannoso per la salute**

Anche la varietà, l'equilibrio e la moderazione nella quantità (porzioni) come principi fondamentali per un'alimentazione sana e il mantenimento del peso corporeo a livelli appropriati. E la dieta mediterranea, come vedremo in seguito è in grado di soddisfare queste esigenze.

Normalmente confondiamo il termine alimentazione sana con stare a dieta ma sono due cose molto diverse.

L'esatta composizione di una dieta equilibrata è determinata dalle caratteristiche di ogni persona, ad esempio: età, sesso e stile di vita. Sebbene le esigenze di chi lavora in ufficio siano diverse da quelle di chi svolge un lavoro più fisico, i principi di un'alimentazione sana rimangono gli stessi.

Al giorno d'oggi sono molti quelli che non raggiungono l'apporto minimo di frutta, verdura, legumi, cereali e frutta secca. Inoltre, vengono consumate una maggiore quantità di alimenti ipercalorici e trasformati, zuccheri, sale e grassi.

Riguardo a questi ultimi, l'OMS indica che è preferibile il consumo di quelli presenti naturalmente negli alimenti come: pesce, avocado, noci e olio d'oliva (grassi insaturi). Allo stesso modo, è importante ridurre il consumo di quelli presenti nel burro, nell'olio di cocco e nella carne grassa, nonché di quelli derivati dai prodotti trasformati.

Se la tua dieta è lungi dall'essere considerata sana e trovi difficile cambiare abitudini, è meglio iniziare con piccoli gesti. Includere gradualmente le verdure in ogni pasto e scegliere frutta fresca di stagione sono alcune di queste.

Benefici di una dieta sana

- **Ti rende più forte**
- **Protegge il sistema immunitario.**
- **Mantiene sani la pelle, i denti e gli occhi.**
- **Previene l'osteoporosi.**
- **Regola il transito intestinale**
- **Riduce il rischio di soffrire di malattie cardiovascolari a lungo termine.**
- **Ridurre lo stress**
- **Riduce il deterioramento della memoria e di altre funzioni cerebrali**
- **Migliora l'umore**
- **Combatte la stanchezza e l'affaticamento cronico**
- **Rallenta il processo di invecchiamento**
- **Rafforza le ossa**
- **Migliora il funzionamento del sistema digestivo**

Per rispettare uno schema alimentare corretto è necessario consumare i quattro pasti consigliati durante la giornata: colazione, pranzo, merenda e cena.

La colazione è il pasto più importante della giornata, quindi deve essere il più nutriente possibile (proteine e fibre naturali). A pranzo si può optare per cibi poveri di grassi saturi e contenenti grassi omega 3 (ad esempio le noci). Dovresti anche sostituire i cibi di metà mattinata, come biscotti, snack, patatine, ecc., preferibilmente con frutta fresca.

Il cambiamento è evidente quando iniziamo a modificare ciò che mangiamo, scegliendo cibi sani e dando priorità ai prodotti freschi e non a quelli trasformati.

La maggior parte del cibo consumato durante la giornata dovrebbe essere frutta e verdure che ci forniranno gran parte delle vitamine, dei minerali e delle fibre, nutrienti essenziali per il normale sviluppo del corpo.

Il consumo di fibre è molto importante per regolare il transito intestinale e fornire un senso di sazietà, che aiuterà a non consumare più calorie.

In questo processo l'acqua dovrebbe essere la bevanda principale, lasciando da parte le bevande non dietetiche e gli alcolici. Si consigliano 2 litri di acqua al giorno.

È inoltre necessario limitare il consumo di sale e zuccheri, poiché il loro eccesso contribuisce all'ipertensione e all'obesità.

Il consumo dei pasti dovrebbe avvenire in orari precisi e con il giusto tempo a disposizione, questo ci permetterà di masticare correttamente il cibo e renderà il momento più calmo e piacevole.

Anche dividere le porzioni è una buona pratica. Invece di mangiare tre porzioni abbondanti, l'ideale è dividere i piatti consumando cinque o sei pasti al giorno.

Ricorda: cambiare le abitudini alimentari è uno dei modi migliori per promuovere la salute del corpo.

Lasciatemi ricordare di seguito qualcosa detto nelle pagine introduttive:

Capitolo 4

La sana alimentazione in pratica

"ciò che inseriamo nella nostra bocca

è la cosa più fondamentale

per la nostra vita"

uno qualunque

Non esistono cibi buoni o cattivi, ma solo diete equilibrate e squilibrate. Per questo motivo, una dieta sana consiste in un apporto completo ed equilibrato (carboidrati tra il 55 e il 60%, grassi tra il 25 e il 30%, proteine tra il 12 e il 15% e acqua da 1,5 a 2 litri al giorno), sufficiente, vario e adeguato all'età, al sesso, all'altezza, all'attività fisica e allo stato di salute dell'individuo. Adottare abitudini di vita sane aiuta a prevenire la malnutrizione, lo sviluppo di malattie non trasmissibili e i disturbi legati al sovrappeso o all'obesità. Tuttavia, l'aumento della produzione di alimenti trasformati, ad alto contenuto calorico, di bevande zuccherate e di quelle ad alto contenuto di sodio ha portato a un cambiamento nelle abitudini alimentari.

Una dieta sana ed equilibrata si basa sulla conoscenza della piramide alimentare o piramide nutrizionale. La sua importanza è enorme, poiché non solo ci dice quali sono gli alimenti più adatti per nutrirci correttamente, ma ci dà anche delle linee guida su quante volte dovremmo consumarli.

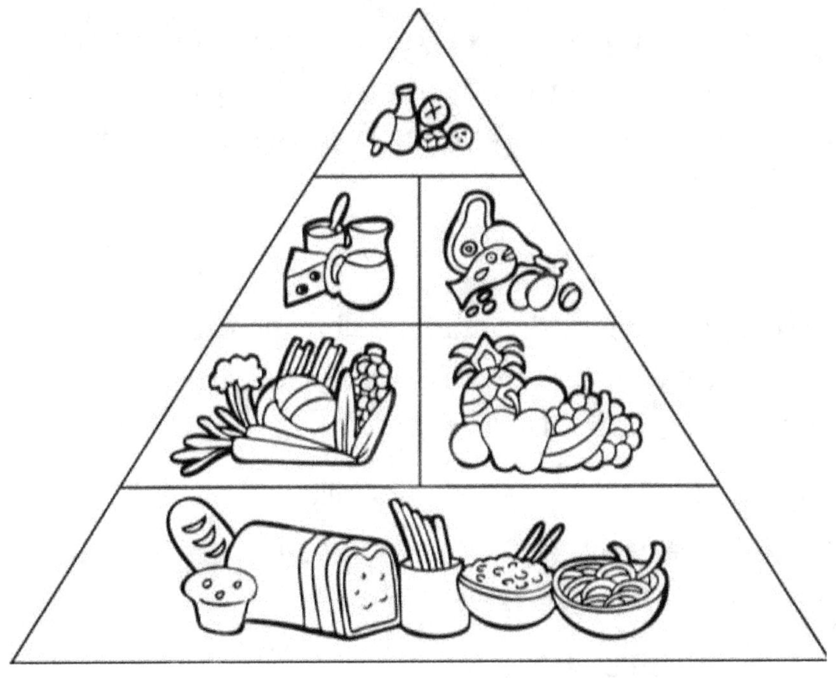

È un modo molto semplice per vedere e capire quali alimenti dovremmo incorporare più frequentemente nella nostra dieta e quali dovremmo consumare meno.

Alla base abbiamo gli alimenti che dovremmo consumare più volte alla settimana e in alto abbiamo gli alimenti che dovremmo consumare meno.

Non visibile nella piramide ma fondamentale è l'acqua che mediamente a seconda del proprio corpo dovrebbe essere assunta nelle quantità compresa tra un litro e mezzo a due litri d'acqua al giorno.

- **Una buona base di carboidrati**

Alla base ci sono gli alimenti che ci forniscono carboidrati e sono quelli che dobbiamo mangiare più frequentemente. Per pane, cereali, riso, pasta e patate si consiglia un minimo di 4 porzioni a settimana.

- **Frutta e verdura**

Al secondo gradino della piramide alimentare si trovano frutta e verdura, che si consiglia di consumare due o tre volte al giorno, tra cui un'insalata variata.

In questa fascia si colloca anche l'olio d'oliva, dalle 3 alle 6 porzioni settimanali tra condimento di piatti e insalate e il suo utilizzo in cucina.

- **Latticini e proteine**

Si consigliano 2 porzioni di latticini a settimana, tra cui latte, yogurt, formaggio, ecc.

Inoltre, in questo gradino della piramide alimentare troviamo la maggiore fonte di proteine poiché sono presenti pesce, uova, legumi, noci e carni magre, come il pollame. Si consigliano da 1 a 3 porzioni settimanali di questi alimenti, alternandole durante la settimana.

- **carni grasse**

Salsicce, carni rosse e burri fanno parte del penultimo gradino della piramide alimentare. Ciò significa che il suo consumo dovrebbe essere occasionale

- **Zuccheri e cibi ultra-processati**

In cima ci sono i prodotti che dovremmo evitare di mangiare e, se lo facciamo, solo occasionalmente. Si tratta di prodotti con un eccesso di grassi derivanti dallo zucchero che contengono, come dolci, pasticcini, gelati o bibite zuccherate. Dobbiamo controllare questo gruppo di alimenti, proprio come i prodotti ultra processati, per prenderci cura di noi stessi.

A cosa serve la piramide alimentare? Se sappiamo interpretare correttamente le informazioni che ci offre, saremo in grado di progettare la nostra dieta in modo equilibrato.

Semplicemente con la piramide alimentare stiamo imparando quali alimenti dovremmo consumare di più e quali di meno. In questo modo possiamo progettare piatti completi per avere un'alimentazione sana.

In questo senso, l'Organizzazione Mondiale della Sanità (OMS) fornisce consigli e raccomandazioni per mantenere una dieta sana.

- **Frutta, e verdure**

Si consiglia di consumare almeno 400 g di frutta e verdura ovvero cinque porzioni durante la settimana. Questo garantisce un apporto di fibra alimentare e riduce il rischio di sviluppare malattie non trasmissibili.

- **Lipidi**

Per ridurre il sovrappeso e l'obesità è consigliabile ridurre il consumo totale di grassi almeno del 30%. Allo stesso modo, limitare il consumo di grassi saturi del 10% e di grassi trans almeno dell'1%. Se possibile, sostituiteli con grassi insaturi, in particolare polinsaturi in questo modo:

- **Cuocere a vapore o bollire.**
- **Sostituire burro e margarina con oli ricchi di acidi grassi polinsaturi come olio di oliva, di girasole, cocco, mais, soia, tra gli altri.**
- **Consumare latticini scremati.**
- **Limitare il consumo di cibi cotti al forno o fritti.**
- **Evitare il consumo di alimenti confezionati, trasformati che contengono grassi trans (biscotti, patatine fritte, torte, caramelle, wafer, ciambelle, ecc.).**
- **Limitare il consumo di carni magre.**
- **Sale e sodio**

Attualmente si registra un elevato consumo di sodio attraverso il sale (da 9 g 12 g al giorno) negli alimenti trasformati (prosciutto, carni, pancetta, salumi, formaggi, ecc.); e una carenza di apporto di potassio. Questa condizione contribuisce allo sviluppo di ipertensione arteriosa, aumentando a sua volta il rischio di malattia coronarica e ictus. Per questo motivo si consiglia di ridurre il consumo di sale di almeno 5 g al giorno.

- **Limitare il consumo di alimenti ricchi di sodio.**
- **Non aggiungere sale o salse ricche di sodio agli alimenti.**
- **Evitare condimenti come salsa di soia, salsa di pesce e salsa di pomodoro.**
- **Scegliere prodotti che contengano quantità ridotte di sodio.**

Il consumo di potassio può mitigare gli effetti del sodio, pertanto è consigliabile accompagnare i pasti con porzioni di frutta e verdura.

- **Carboidrati**

Il consumo eccessivo di carboidrati, in particolare di zuccheri liberi, genera un alto rischio di carie dentale, contribuisce allo sviluppo di sovrappeso e obesità e influenza la pressione sanguigna e i lipidi sierici. D'altro canto, una riduzione del suo consumo riduce il rischio di malattie cardiovascolari. Per questo motivo si raccomanda a bambini e adulti di limitare il consumo di zuccheri liberi ad almeno il 10% dell'apporto calorico totale.

Si dovrebbe:

- **Evitare il consumo di bevande** zuccherate (bibite, succhi, bibite analcoliche, succhi, concentrati liquidi e in polvere, bevande energetiche, bevande aromatizzate a base di latte, ecc.).
- **Limitare l'assunzione di cibi ricchi di zuccheri** liberi (snack, caramelle, gelati).

Ecco quali sono micronutrienti essenziali in una dieta sana:

- **Ferro:** fa parte dell'emoglobina (globuli rossi) e della mioglobina (presente nei muscoli), per trasportare l'ossigeno. Il ferro si trova principalmente nella carne, nel fegato, negli organi, nelle uova e nelle verdure.
- **Calcio:** è un componente dei neuroni, del sangue, dei muscoli, tra gli altri. Il calcio è essenziale per il mantenimento, lo sviluppo e la rigenerazione di ossa, denti, muscoli, vasi sanguigni e per la sintesi di ormoni ed enzimi. Ricche fonti di calcio si trovano nel latte, nel formaggio, nel kumys e nello yogurt.
- **Iodio:** svolge un ruolo importante nella funzione tiroidea e nel controllo del metabolismo. Lo iodio è essenziale durante lo sviluppo del cervello fetale; È possibile trovare iodio nel sale da cucina, nel pesce e nei crostacei.
- **Zinco:** è essenziale nel funzionamento del sistema immunitario e nella guarigione delle lesioni. E' presente nelle proteine come carne, pollo, pesce, latte, uova, formaggio, noci e legumi.

- **Vitamina A:** mantiene il funzionamento del sistema immunitario; favorisce lo sviluppo e la riparazione della pelle, degli occhi, dei villi intestinali e del tessuto polmonare. Ricche fonti di vitamina A si trovano negli alimenti di origine animale come carne, fegato, frutta e verdura, in particolare arance gialle.

- **Vitamine del complesso B:** svolgono un ruolo essenziale nell'assorbimento dei carboidrati. Questa vitamina viene consumata principalmente durante il periodo della gravidanza, per evitare alterazioni nello sviluppo del sistema nervoso del feto. Fonti ricche di questa vitamina sono le verdure verde scuro, i fagioli, le lenticchie e i piselli.

Mangiare bene e sano senza soffrire la fame vuol dire, in sintesi, cambiare abitudini e scegliere di prendersi cura di sé.

Un'alimentazione sana è spesso collegata alla perdita di peso. Con sane abitudini alimentari, infatti, è più facile dire addio ai chili di troppo dovuti all'inattività o alla vita sedentaria. Ma non solo.

Quando siamo in sovrappeso, ciò che accade è che mangiamo più di quanto il nostro corpo necessita o abbiamo bisogno di muoverci di più. Un minimo di 30 minuti di esercizio fisico al giorno, come una camminata veloce, possono aiutarti a perdere peso.

Quando si tratta di mangiare, è importante cosa mangiare ma anche come farlo in modo sano. Ad esempio, cambiare il modo in cui pensi al cibo. Ricorda che mangi per soddisfare la fame ed è importante fermarti quando soddisfi questo bisogno; senza aspettare di sentirti pieno.

Prima di iniziare a pensare a quali alimenti dovresti consumare e quali no, è importante gettare buone basi su come. Ad esempio, è importante tenere presente che non bisogna saltare nessuno dei 3 pasti principali (colazione, pranzo e cena).

Se arrivi a tavola affamato, è facile che mangi troppo. Ecco perché è preferibile seguire il consiglio di consumare 5 pasti. Fai uno spuntino a metà mattina e un altro a metà pomeriggio. Un latticino, un frutto, una manciata di noci o semi sono una buona opzione.

Anche il tempo è importante per mangiare sano. Cerca di consumare i pasti senza fretta. Mangiare velocemente rende difficile la digestione e può portarti a mangiare troppo perché quando il tuo cervello riceve il segnale che lo stomaco è pieno, è già troppo tardi.

Bevi acqua ed elimina dal frigorifero le bevande gassate o zuccherate come bibite e succhi di frutta. Bere circa 2 litri al giorno ti aiuterà a regolare l'appetito ed è fondamentale per perdere peso. Prova a lavorare o studiare sempre con una bottiglia d'acqua al tuo fianco. Oppure bevi un paio di bicchieri prima di mangiare.

I grassi sono molto calorici, quindi è meglio limitarne il consumo a quello che sono, un condimento per altri alimenti.

È meglio optare solo per grassi sani, come olio d'oliva, olio di semi di girasole e quelli contenuti in alimenti come avocado, olive, noci o pesci grassi come tonno o salmone.

Riduci le salsicce e altri grassi animali o gli oli di palma e di cocco alle occasioni speciali. E tra burro e margarina, optate sempre per il primo, più naturale e salutare.

Lo zucchero e il sale possono ravvivare un pasto o un piatto salutare, se usati nella giusta quantità. Il cibo salato è dannoso per la salute cardiovascolare e, come il cibo troppo zuccherato, impedisce la perdita di peso. Sale e zucchero possono addirittura aumentare l'appetito e sono molto presenti negli alimenti ultra-processati, come cibi pronti, salse o succhi e frullati confezionati. Evitali il più possibile!

Gli specialisti della nutrizione sono chiari; frutta e verdura dovrebbero essere la base della dieta. Ciò si riflette nella regola del piatto sano, diventata popolare tra nutrizionisti e medici: se vuoi mangiare sano, metà di ciascuno dei tuoi pasti principali dovrebbe essere composto da frutta e verdura.

Seguendo la regola del piatto sano, i cereali dovrebbero costituire il 25% di ogni pasto giornaliero. Perché in una sana alimentazione è importante che i cereali siano integrali e naturali.

I cibi pronti e quelli dei fast food contengono molti degli alimenti malsani che dovresti evitare, come sale, zucchero o grassi trans. Cerca di evitare le catene di fast food e i piatti pronti.

Se seguirai questi consigli i per un po', cambierai le tue abitudini senza sforzo e senza utilizzare alimenti poco salutari. A poco a poco smetteranno di sembrarti attraenti.

Se hai davvero voglia di cibo spazzatura, preparalo tu stesso invece di comprarlo. Cerca un'alternativa sana alla ricetta, soddisferai la voglia ed eviterai cibi ultra-processati.

Mangiare sano si basa sulla ricerca dell'equilibrio, non lasciare da parte i tuoi piatti preferiti. La soluzione è semplice, trasforma i tuoi piatti preferiti in opzioni più salutari e gustali di tanto in tanto. Non dimenticare di bilanciare questi pasti con cibi sani e attività fisica ricorrente.

Un consiglio che ti diamo è quello di cucinare tu stesso il tuo piatto "spazzatura" preferito un paio di volte al mese. Questo ti aiuterà a continuare a mantenere una dieta equilibrata in modo sano e a mangiare ciò che ti piace di più.

Inizia la giornata con una colazione sana e completa.

Evita di usare zucchero o dolcificanti nel caffè. È meglio consumare la frutta invece del succo spremuto. Se sei uno di quelli che amano fare colazione con pane tostato, ti consigliamo di utilizzare il pane integrale. Consigliamo anche di utilizzare avocado o pomodoro prima della marmellata. Un'altra opzione molto salutare per la colazione è la farina d'avena, poiché contiene molte proteine e puoi gustarla in numerose forme: porridge d'avena o barrette di avena con noci.

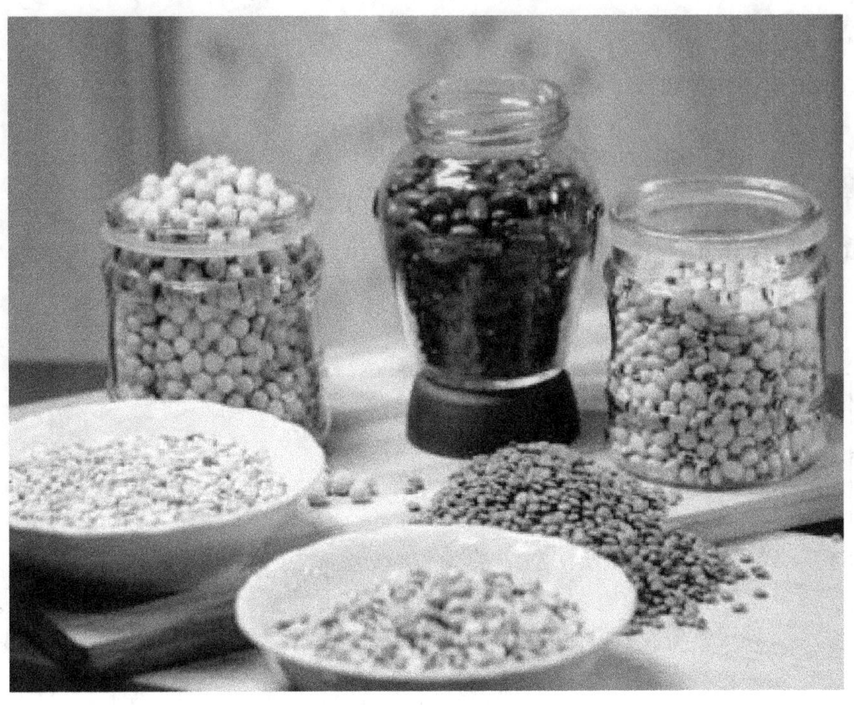

Aumenta il consumo di verdure e legumi.

Legumi e verdure, forniscono molti nutrienti, energia e antiossidanti, aiutano anche a combattere il cancro

Diminuisci il consumo di carne rossa.

Ciò è particolarmente rilevante nel caso delle carni rosse lavorate, come salsicce, hamburger o carni lavorate. Sostituiscila con carne bianca come pollo o tacchino. Puoi sostituirli anche con proteine vegetali come lenticchie, soia o tofu. Vedrai come la tua digestione migliora e ti sentirai meno pesante.

Per facilitare l'alimentazione sana tutti i giorni senza annoiarsi, è consigliabile acquistare alimenti da abbinare e preparare in vari modi. Ad esempio, verdure e legumi possono essere preparati in zuppe, insalate, stufati

Ricorda che mangiare sano è un'abitudine che si acquisisce con il tempo e la pratica. Inizia gradatamente e prova ad apportare piccole modifiche alla tua dieta e al tuo stile di vita.

> *"Il cibo è molto più di una necessità fisiologica;*
>
> *è un linguaggio universale di amore, cultura e connessione.*
>
> *Ogni piatto racconta una storia, ogni sapore risveglia emozioni.*
>
> *Nella cucina si intrecciano i fili che legano passato, presente e futuro, rendendo il cibo un ponte per la comprensione e l'esperienza condivisa."*
>
> *Doct. Sandra Sneider*

Capitolo 5

La dieta mediterranea

Nominata "Patrimonio Culturale Immateriale dell'Umanità" dall'UNESCO nel 2010, la dieta mediterranea si distingue per essere una dieta equilibrata e varia che comprende tutti i nutrienti necessari per il corretto funzionamento dell'organismo. Ma anche, cosa non meno importante, per essere gustosa e appetitosa.

Si tratta della dieta tradizionale tipica dei primi anni Sessanta nei paesi dell'area mediterranea dove cresce l'olivo - Spagna, Grecia, Italia meridionale - anche se non esiste un'unica dieta mediterranea, ma abbraccia piuttosto altre regioni come il sud della Francia. altri paesi del Mediterraneo come Malta o il Marocco. Originariamente basata sul consumo di alimenti ottenuti dalle colture tradizionali di questi paesi come il grano, l'olivo e la vite, poi con la scoperta dell'America ha incluso nuove specie di verdure come patate, peperoni e pomodori.

Principalmente si consumano le seguenti tipologie di alimenti:

- Cereali (pane, pasta, riso, couscous).
- Verdura, frutta (lattuga, borragine, carciofo, zucchine, pomodoro, arancia, mandarino, pera...).
- Legumi (lenticchie, fagioli, ceci.).
- Frutta a guscio (noci, nocciole, mandorle...).
- Pesce azzurro fresco (sardine, tonno, sgombro...), molluschi e crostacei.

- Pollame (pollo, tacchino...) e coniglio.

- Latte e suoi derivati (formaggi, yogurt...).

- Uova.

- Olio d'oliva: il principale grasso utilizzato nella preparazione e nel condimento dei piatti.

- Vino: è un alimento tradizionale di questa dieta, da consumare con moderazione.

Tuttavia, il valore di questa dieta non risiede tanto nella tipologia degli alimenti, quanto piuttosto nella frequenza con cui vengono consumati, nel modo in cui vengono cucinati e nelle proporzioni tra loro. Nello specifico, il cibo viene consumato fresco e di stagione, trasformato poco o per niente. E sono così combinati: l'olio d'oliva è la principale fonte di grassi; l'apporto di fibre è elevato, grazie ad un elevato consumo di frutta, verdura, legumi e ortaggi; Il consumo di proteine proviene principalmente dal pesce e dalle carni bianche (pollame); l'apporto di cereali, preferibilmente integrali, avviene tramite pane fresco, riso e pasta; e, infine, è presente un consumo moderato di vino nei pasti principali. Per cucinare si utilizzano tecniche culinarie semplici e sane, che ne esaltano il sapore e il profumo. Ad esempio bollire, cuocere al vapore, grigliarle, arrostire con olio d'oliva. Le verdure si utilizzano anche crude in insalata.

Va sottolineato che la dieta mediterranea non resta semplicemente un modello alimentare, ma abbraccia un intero stile di vita, poiché comprende anche fattori socioculturali, come acquistare prodotti freschi, preferibilmente locali e di stagione, dedicare tempo alle attività culinarie, mangiare seduti e in compagnia di altre persone e praticare un regolare esercizio fisico.

Infine, la dieta mediterranea deve essere integrata da una corretta idratazione dell'organismo. Come consigliano gli esperti, si dovrebbero consumare tra 1,5 e due litri al giorno.

La precedente combinazione di alimenti, quantità, frequenze e attività associate dà luogo ad una dieta tanto nutriente quanto sana, con le seguenti caratteristiche dal punto di vista nutrizionale:

- basso contenuto di grassi saturi, poiché non prevede il consumo abituale di carne rossa
- alto contenuto di grassi monoinsaturi, forniti dall'olio d'oliva, ricco di acido oleico
- consumo abbondante di acidi grassi polinsaturi (omega-6 e omega-3), forniti da pesce azzurro e frutta secca
- basso contenuto di proteine animali
- ricchezza di fibre, vitamine, minerali e antiossidanti, forniti da frutta, noci, verdura e legumi, benefico per la salute.

Questo modello di consumo di nutrienti offre numerosi benefici per la salute. Ad esempio, diversi studi hanno confermato che esiste una relazione tra la dieta mediterranea, integrata con olio extravergine di oliva e noci e una bassa frequenza di malattie cardiovascolari oltre alla prevenzione dei fattori di rischio ad essa associati come il colesterolo alto e la pressione alta. Questo studio ha inoltre dimostrato che è uno strumento altamente efficace nella prevenzione del diabete mellito nei soggetti ad alto rischio cardiovascolare.

Tale dieta favorisce la riduzione del rischio di soffrire di alcuni tipi di cancro e la protezione contro l'invecchiamento cellulare. Anche il declino mentale e cognitivo e la prevenzione di malattie neurodegenerative come l'Alzheimer o il Parkinson potrebbero essere collegati ad alcune caratteristiche e componenti di questa dieta.

L'abbondante consumo di fibre che caratterizza questa dieta contribuisce anche alla regolazione del transito intestinale e al buon funzionamento generale dell'apparato digerente.

Basandoci su alcuni concetti chiave della Fondazione Dieta Mediterranea, vi lasciamo alcuni piccoli consigli riguardanti questo modo sano di alimentarsi:

- **Mangia con moderazione**

Tieni presente che il fabbisogno energetico attuale è molto inferiore rispetto al passato, a causa del nostro stile di vita più sedentario.

- **Prepara i tuoi cibi**

Trova il tempo per cucinare. Dedica un po' di tempo alla preparazione del cibo, e se è in compagnia di familiari o amici, molto meglio. È un'attività che unisce cultura e tradizione, e può essere divertente.

- **Mangiare seduti e in compagnia**

La convivialità attorno al cibo offre un senso di comunità e di appartenenza molto salutare.

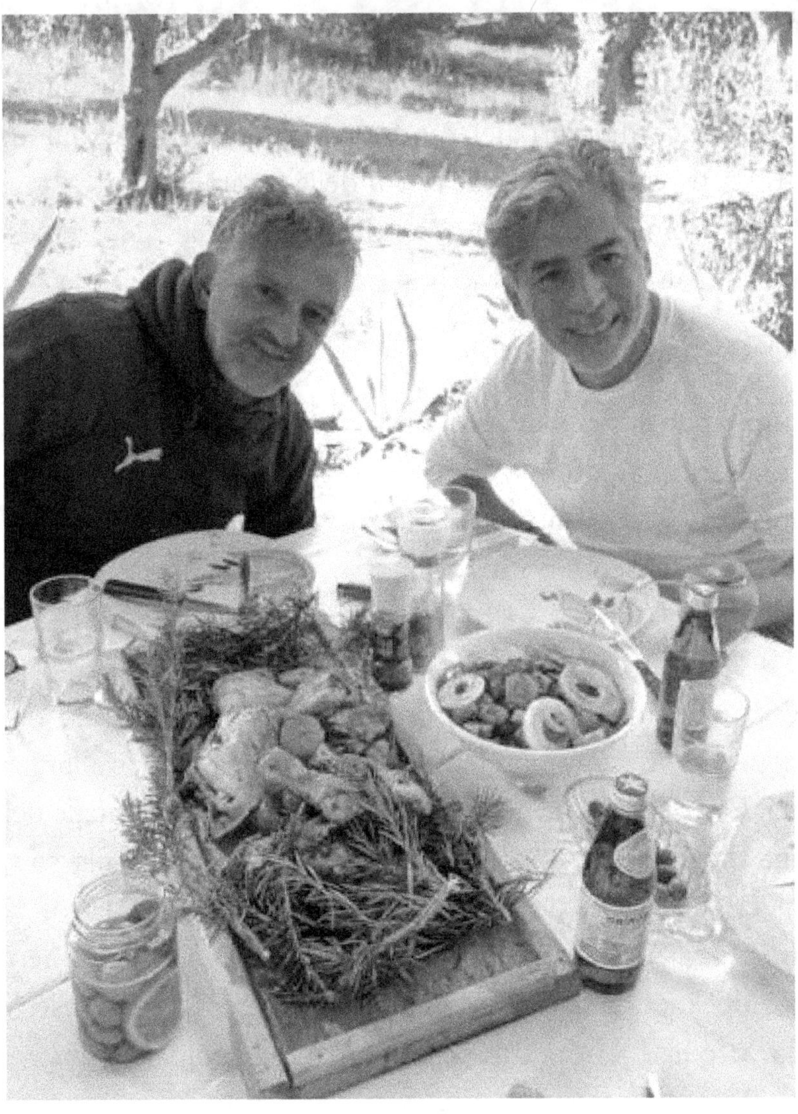

- **Acquista in base alla stagione**

Quando fai la spesa, cerca di scegliere cibi freschi, locali e di stagione, rispettosi dell'ambiente e della biodiversità. In questo modo ti prenderai cura non solo della tua salute, ma di quella di tutti.

Altrettanto importante quanto acquistare gli alimenti giusti è cucinarli e combinarli nel modo giusto. Pianificate quindi i vostri pasti secondo le indicazioni della piramide nutrizionale, un modo semplice per comprendere e ricordare le premesse fondamentali della dieta mediterranea.

- **Fai del movimento fisico**

Accompagna la tua dieta con un'attività fisica adeguata alla tua età e alle tue caratteristiche personali. Ancora una volta, se rimani attivo in compagnia, otterrai maggiori benefici per la tua salute fisica ed emotiva.

- **Riposo**

Ricorda che anche una buona dose di riposo nell'arco della giornata rappresenta un elemento fondamentale per allungare la vita. Del pisolino pomeridiano se ne parla nel "manuale della buona dieta mediterranea" poiché viene associato alla stessa maniera con la quale viene associato l'esercizio fisico. Un momento di riposo magari dopo i pasti ossia nel momento della digestione, favorisce un defaticamento del sistema cardiovascolare e soprattutto dell'organo principale: il cuore.

La maggior parte dei benefici di questo tipo di dieta sono dimostrati soprattutto dal fatto che nei paesi mediterranei il tasso di malattie cardiovascolari è inferiore rispetto a quello dei paesi in cui si registra un maggior consumo di alimenti industrializzati prodotti.

La dieta mediterranea agisce sui grassi nel sangue, in particolare sul colesterolo, riducendone i livelli.

Oltre a tutto questo, è una ricca fonte di fibre, antiossidanti e un'ottima opzione per le persone che soffrono di ipertensione, perché grazie alle proprietà contenute nell'olio d'oliva, aiuta a controllare i livelli di pressione sanguigna.

- **Iniziamo ad utilizzare i legumi**

Molte volte crediamo che se non mangiamo carne non consumiamo le proteine necessarie, ma i legumi possono fornircele, soprattutto quando li mescoliamo ai cereali. Non abbiate paura di mangiare fagioli, lenticchie, soia, fave, ceci.

Sì ai cereali che comprendono avena, grano, mais, patate, riso, quinoa tra gli altri. Un consiglio è quello di includere 1 o 2 porzioni per pasto, assicurandosi che siano intere.

- **Cercate i grassi buoni**

Segnaliamo l'olio d'oliva, è meglio usarlo crudo per insalate o come condimento, in questo modo non perderà la sua composizione come quando viene riscaldato.

- **Aggiungere le uova ai pasti**

È un alimento ricco di nutrienti e proteine, potete consumarlo fino a 3 volte a settimana, ma non dimenticate di consultare il vostro nutrizionista per essere più sicuri delle porzioni.

- **Latte e latticini**

Ti forniranno una buona quantità di proteine, vitamine e minerali. Ti consigliamo di scegliere opzioni a basso contenuto di grassi come lo yogurt naturale.

- **Includi il pesce 1 o 2 volte a settimana.**
- **Limita le carni rosse**

Scegli quelle magre e abbinale sempre a verdure o cereali, in modo che non costituiscano l'alimento principale o unico del tuo pasto.

- **Più frutta secca** per evitare la fame nervosa.

È importante notare che non esiste un'unica dieta mediterranea, poiché gli alimenti possono cambiare a seconda da regione a regione, ma senza dubbio seguire queste linee guida ti aiuterà a migliorare la tua dieta.

La cosa migliore è che permette di realizzare tantissime combinazioni per creare ricette dai sapori unici e con un buon apporto nutrizionale, fornendo una nutrizione completa, varia e sana. Ricorda che non esiste una dieta miracolosa e il segreto è condurre una vita sana in tutti i sensi.

Capitolo 6

Le ricette

Il Mediterraneo, patria di molte culture, gode di cucine diverse ricche di frutti di mare, prodotti freschi, preparazioni semplici e combinazioni di sapori innovative.

Ufficialmente sono circa 20 i paesi che delimitano il Mar Mediterraneo, compresa la parte occidentale del Medio Oriente, l'Europa meridionale (Grecia, Spagna, Francia e Italia) e l'Africa settentrionale (Tunisia, Egitto, Algeria). Ci sono addirittura paesi, come il Portogallo, che in realtà non toccano il Mediterraneo, ma sono fortemente influenzati dalle tendenze gastronomiche. Ecco alcune ricette per cominciare caratteristiche della dieta mediterranea.

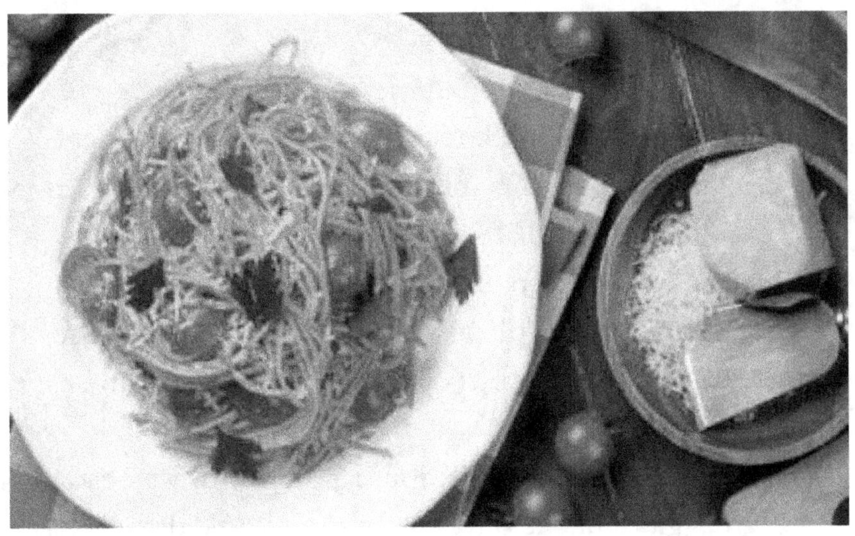

Insalata di pollo alla mediterranea

Ingredienti per 4 persone:

- ✓ 2 petti di pollo
- ✓ 1 cucchiaino di coriandolo macinato
- ✓ 1 cucchiaino di origano
- ✓ sale e pepe
- ✓ 5 cucchiai olio extravergine d'oliva
- ✓ 4 cucchiai aceto di vino rosso
- ✓ 1 cucchiaio. prezzemolo fresco tritato
- ✓ 4 cuori di lattuga romana, tritati
- ✓ 3 cetrioli, tagliati a fettine sottili
- ✓ 300 gr pomodorini, tagliati a metà
- ✓ 2 avocado, affettati
- ✓ 115 g di formaggio feta, sbriciolato
- ✓ 100 gr di olive nere snocciolate, tagliate a metà

1. Scaldare la griglia a fuoco medio-alto.
2. Condire il pollo con coriandolo, origano, sale e pepe.
3. Grigliare per 18-22 minuti. Lasciare riposare altri 5 minuti, quindi tagliare.
4. Nel frattempo preparate il condimento.
5. Sbattere l'olio d'oliva, l'aceto di vino rosso e il prezzemolo in una piccola ciotola e condire con sale e pepe.
6. Dividere la lattuga, i cetrioli, i pomodori, l'avocado, il formaggio feta e le olive in quattro ciotole da portata.

7. Aggiungere il pollo a fette, quindi irrorare con il condimento.

Crema di verdure

Ingredienti della crema vegetale per 4 persone:

- ✓ 450 g di zucca
- ✓ 175 g di carote
- ✓ 2 spicchi d'aglio
- ✓ 30 g di sedano
- ✓ 100 g di porro
- ✓ 120 g di cipolla
- ✓ 25 g di olio d'oliva
- ✓ Sale
- ✓ Brodo vegetale 650 ml
- ✓ Pepe nero macinato

1. La prima cosa che faremo è preparare tutte le verdure. Per fare questo sbucciamo e tagliamo a pezzi della stessa dimensione 450 g di zucca e 175 g di carota.
2. Tritate 2 spicchi d'aglio e 30 g di sedano, e tagliate a quadretti 100 g di porro e 120 g di cipolla.
3. Mettiamo una casseruola a fuoco medio con 25 g di olio d'oliva e, quando l'olio sarà caldo, aggiungiamo l'aglio e lo facciamo rosolare per qualche istante.
4. Successivamente aggiungiamo la cipolla, un pizzico di sale e cuociamo per 3 minuti.
5. Aggiungere il porro e il sedano e cuocere per altri 2 minuti.

6. Successivamente aggiungiamo la carota e la zucca, un altro pizzico di sale e facciamo rosolare il tutto per 2 minuti.
7. Aggiungiamo 650 ml di brodo vegetale e aspettiamo che il tutto inizi a bollire. Appena inizia a bollire, abbassate la fiamma al minimo e fate cuocere per 20 minuti con la pentola coperta.
8. Dopo 20 minuti pungiamo un pezzo di carota e di zucca per verificare che siano morbidi
9. Se fossero ancora un po' duri bisognerebbe continuare la cottura ancora per qualche minuto.
1. Successivamente frulliamo la panna con il mixer fino ad ottenere una crema omogenea, liscia e senza grumi.
2. Infine regoliamo il livello di sale, aggiungiamo pepe nero macinato e mescoliamo bene con una frusta.
3. Aggiungete il pepe nero alla crema mescolate e servite.

Insalata nizzarda

Ingredienti per 4 persone

- ✓ 4 uova grandi
- ✓ 250 g di fagiolini verdi, tritati
- ✓ 250 g di patate piccole
- ✓ 450 g di tonno all'olio d'oliva
- ✓ 3 cetrioli, tagliati a fette
- ✓ 100 gr di olive nere
- ✓ 8 filetti di acciughe sott'olio (facoltativo)
- ✓ 2 cucchiai di capperi
- ✓ foglie di basilico, per decorare
- ✓ sale

Per il condimento:

- ✓ 1/3 di bicchiere di olio extra vergine di oliva
- ✓ 3 cucchiai aceto di sherry
- ✓ 2 cucchiai olio di tonno in scatola
- ✓ 1 spicchio d'aglio, grattugiato o tritato
- ✓ 1 cucchiaio. senape di Digione
- ✓ 1 cucchiaino di miele
- ✓ Pepe nero appena macinato

1. Lessate le uova.
2. Nel frattempo preparate il condimento: mescolate tutti gli ingredienti del condimento in una ciotola media e condite a piacere con sale e pepe.

3. Cuocere i fagiolini per 3-5 minuti. Metteteli dentro ad una ciotola con del ghiaccio e poi scolare con un canovaccio pulito o carta da cucina.

4. Lessate le patate.

5. Sbucciare e tagliare a metà le uova sode e le patate lesse.

6. Scolare l'olio dal tonno (conservatelo) e spezzettare il tonno in grosse scaglie.

7. Per servire: dividere le uova, i fagiolini, le patate, il tonno, i cetrioli e le olive in 4 piatti grandi.

8. Disporre su ciascuna metà dell'uovo un filetto di acciuga.

9. Decorare con capperi, irrorare con il condimento e condire con sale e pepe.

10. Servire guarnito con foglie di basilico.

Hummus di ceci

Ingredienti per 4 persone:

- ✓ Ceci cotti 400 g
- ✓ Olio extravergine d'oliva 70 g
- ✓ semi di sesamo tostati 60 g
- ✓ Acqua 50 ml
- ✓ Spicchio d'aglio 1
- ✓ Sale (circa) 5 g
- ✓ Succo di limone 30 g
- ✓ Cumino macinato (circa) 5 g
- ✓ Yogurt naturale facoltativo 100 grammi

1. Lavare bene i ceci per eliminare il liquido in cui sono immersi nella conserva.
2. Scolare e mettere nel bicchiere di un robot da cucina.
3. Aggiungete lo spicchio d'aglio sbucciato (se togliamo il germe sarà più morbido), il sesamo, il cumino, il sale, il succo di limone e l'acqua.
4. Maciniamo fino ad ottenere una massa semi omogenea prima di incorporare l'olio extra vergine di oliva.
5. Continuiamo a macinare per qualche minuto o fino ad ottenere un composto cremoso.
6. Possiamo aggiungere più cremosità all'hummus di ceci se aggiungiamo un po' di yogurt naturale. È completamente facoltativo.
7. La consistenza dell'hummus è qualcosa di molto personale, per questo consigliamo di aggiustarne la

densità aggiungendo un po' più di acqua e/o olio fino ad ottenere la consistenza desiderata.

8. Al momento di servire cospargere con un filo di olio extravergine di oliva, semi vari e paprika dolce.

9. Altri condimenti che possiamo aggiungere sono le olive o il prezzemolo tritato.

Pasta alla norma

Ingredienti per 4 persone:

- ✓ Melanzane 2
- ✓ Olio extravergine d'oliva
- ✓ Origano secco 1 cucchiaio
- ✓ Peperoncino rosso secco tritato (facoltativo) 1
- ✓ Spicchi d'aglio 4
- ✓ 1 manciata di basilico
- ✓ Aceto di vino bianco 1 cucchiaino
- ✓ Polpa di pomodoro 800 g
- ✓ Sale
- ✓ Pepe nero macinato
- ✓ Ricotta salata, parmigiano o pecorino romano
- ✓ Spaghetti o altra pasta a scelta 500 g

1. Per prima cosa tagliate le melanzane a fette longitudinali spesse circa un centimetro, poi tagliate queste fette a bastoncini, della grandezza di un dito.
2. Scaldare una bella spruzzata di olio d'oliva in una padella ampia e friggere le melanzane a porzioni, insieme all'origano secco, aggiungendo altro olio se necessario.
3. Mescolare le melanzane finché non saranno dorate e mettere da parte.
4. Quando tutte le melanzane saranno pronte, rimettetele nella padella insieme agli spicchi d'aglio affettati e al basilico tritato.

5. Aggiungete ancora un po' d'olio, la polpa di pomodoro e abbassate la fiamma a potenza media.
6. Mescolate bene il tutto, aggiungete l'aceto e lasciate cuocere la salsa per circa 20 minuti, a pentola coperta affinché non salti.
7. Assaggiare la salsa e condire a piacere.
8. Mentre il sugo si prepara potete cuocere gli spaghetti, seguendo i tempi indicati dal produttore.
9. Quando saranno al dente, scolateli conservando parte dell'acqua di cottura. Rimetteteli nella casseruola, aggiungete la salsa alla Norma e l'acqua di cottura (bastano un paio di cucchiai) e mescolate il tutto per un paio di minuti in modo che tutti i sapori si integrino.
10. Spegnere il fuoco, aggiustare di sale e pepe e servire subito con ricotta salata o formaggio grattugiato.

Falafel

Ingredienti per 4 persone:

- ✓ 1/2 chilo di ceci
- ✓ 600 g di cipolla
- ✓ 25 gr di prezzemolo
- ✓ 1 cucchiaino di coriandolo
- ✓ 3 spicchi di aglio
- ✓ 2 cucchiaini di cumino
- ✓ 70 gr di pangrattato
- ✓ 1 cucchiaio di lievito in polvere
- ✓ Sale
- ✓ Pepe
- ✓ Peperoncino di Cayenna
- ✓ Olio di semi di girasole
- ✓ 200 g di semi di sesamo
- ✓ 50 ml di olio

1. Lavate i ceci ammollati la sera prima con acqua e scolateli.
2. Sbucciare e tritare la cipolla e l'aglio e tritare il prezzemolo e il coriandolo.
3. Frullare il tutto, insieme ai ceci crudi e al pane grattato, fino ad ottenere un impasto dalla consistenza densa.
4. Aggiungere il cumino, il sale, un pezzetto di pepe di Cayenna (facoltativo), il pepe e il lievito.
5. Mescolare e lasciare riposare per circa 30 minuti.

6. Formare con il composto delle palline e appiattirle leggermente.
7. Se il composto risultasse molto umido potete aggiungere un po' di pangrattato o farina.
8. Friggere in abbondante olio di semi di girasole a fuoco medio.
9. Per preparare la tahina tostare i semi di sesamo in una padella finché non prendono colore.
10. Frullare, aggiungere 50 ml di olio e frullare ancora.
11. Servire i falafel accompagnati da tahina.

Baba ganush

Ingredienti per 4 persone:

- ✓ 1 testa d'aglio, più 1 spicchio d'aglio
- ✓ 2 cucchiai di olio extravergine di oliva
- ✓ Sale
- ✓ Pepe nero macinato
- ✓ 2 melanzane medie
- ✓ 3 cucchiai di succo di limone
- ✓ 40 gr di tahina
- ✓ 1 cucchiaio di prezzemolo fresco tritato
- ✓ Un pizzico di scaglie di peperoncino tritato
- ✓ Pane pita tostato e verdure tritate, per servire

1. Posizionare la griglia sopra il forno e preriscaldare per cuocere a fuoco alto.
2. Foderare una grande teglia con un foglio di alluminio.
3. Tagliare la parte superiore della testa d'aglio e condire con un cucchiaino di olio d'oliva.
4. Condire con sale e pepe e avvolgere in un foglio di alluminio.
5. Bucherellare le melanzane con una forchetta.
6. Disporre le melanzane intere e l'aglio sulla teglia da forno.
7. Arrostire, girando di tanto in tanto, fino a quando le melanzane saranno tenere all'interno e l'aglio sarà morbido, da 30 a 35 minuti.
8. Lasciate raffreddare le melanzane e poi tagliatele ed eliminate la polpa.

9. Eliminare la pelle e mettere la polpa in uno scolapasta a scolare.

10. In una ciotola capiente, mescolare le melanzane, gli spicchi d'aglio arrostiti e il succo di limone. Usa una forchetta per schiacciare gli spicchi d'aglio e continua a mescolare finché le melanzane non si disintegrano e il succo di limone viene incorporato.

11. Aggiungere la tahina 1 cucchiaio di olio d'oliva e grattugiare lo spicchio d'aglio rimanente in una ciotola.

12. Mescolare il tutto e aggiustare di sale, quindi riporre in una ciotola da portata.

13. Guarnire con prezzemolo, scaglie di pepe e un filo d'olio d'oliva.

14. Servire con pita tostata e/o verdure.

Gazpacho

Ingredienti per 4 persone:

- ✓ 7-8 pomodori maturi
- ✓ 1 peperone verde
- ✓ 1/2 cetriolo
- ✓ 2 spicchi d'aglio
- ✓ 1/2 cipolla (facoltativa)
- ✓ 100 g di pane raffermo
- ✓ 1 bicchiere di olio extravergine di oliva
- ✓ 5 dl di aceto di sherry
- ✓ Acqua fredda
- ✓ Sale
- ✓ Cumino (facoltativo)

1. Lavate e tagliate a pezzi tutte le verdure.
2. Conservare una piccola quantità di pomodoro, cetriolo e pepe per guarnire. Mettete il resto in un grande contenitore.
3. Aggiungere mezzo bicchiere di olio d'oliva vergine, un po' di acqua fredda, sale, aceto di sherry e un po' di cumino.
4. Lasciare il composto in frigorifero per 10 ore.
5. Mettete nel bicchiere del mixer il composto precedente e il pane raffermo. Sbattere e aggiungere poco a poco il resto dell'olio.
6. Assaggiate e regolate di sale, aceto e cumino.

7. Passare il gazpacho attraverso un colino, in modo da togliere la buccia dei pomodori e i semi.

8. Mettere in frigorifero per un paio d'ore.

9. Servire molto freddo insieme alla decorazione.

Pescespada con pomodori pachino

Ingredienti per 4 persone:

- ✓ 2 tranci di pesce spada (800g)
- ✓ 240 gr di pomodorini
- ✓ 3 spicchi d'aglio
- ✓ 1 cucchiaio di origano
- ✓ 1 cucchiaio di cumino in polvere
- ✓ 1 cucchiaio di paprika
- ✓ 1 foglia di alloro
- ✓ 50 ml di acqua
- ✓ 50 ml di aceto di vino
- ✓ Farina di ceci
- ✓ olio extravergine d'oliva
- ✓ sale
- ✓ prezzemolo

1. Mettete in una ciotola l'origano, il cumino, la paprika, l'alloro (tritato), l'aceto e l'acqua.
2. Sbucciare 2 spicchi d'aglio, tritarli finemente e aggiungerli.
3. Togliere la pelle e le lische ai tranci di pesce spada, tagliarli a metà e poi a listarelle. Salateli, metteteli in una ciotola capiente e conditeli con l'aceto e l'acqua.
4. Coprite la ciotola con pellicola da cucina e lasciatele marinare in frigorifero per 1 ora.
5. Scaldare abbondante olio in una padella capiente.

6. Schiacciate l'altro spicchio d'aglio e aggiungetelo nella padella.
7. Scolate i pezzi di pesce, asciugateli un po', passateli nella farina di ceci, metteteli (a porzioni) in padella e fateli soffriggere brevemente da entrambi i lati.
8. Scolatele e fatele scolare su un piatto ricoperto di carta assorbente da cucina.
9. Togliete l'olio dalla padella e asciugatela con un pezzo di carta da cucina.
10. Scaldarla con un paio di cucchiai di olio, aggiungere i pomodorini, condire, farli cuocere a fuoco medio per 5-6 minuti e cospargerli con un po' di prezzemolo tritato.
11. Dividere il pesce e i pomodori in 4 piatti.
12. Guarniteli con qualche fogliolina di prezzemolo.
13. Il pesce spada in questa ricetta è fritto, ma funziona molto bene anche alla griglia o alla piastra, e vanno molto bene salse acide come vinaigrette o sottaceti.

Cetrioli ripieni di gamberi

Ingredienti per 4 persone:

- ✓ 4 cetrioli
- ✓ 12 gamberi
- ✓ 1 cipolla rossa
- ✓ 4 limoni
- ✓ 1 peperoncino verde
- ✓ 1 mazzetto di coriandolo
- ✓ Sale
- ✓ Pepe

1. Sbollentare i gamberi in una pentola sul fuoco con un litro d'acqua e poco sale. Scolateli e metteteli in acqua ghiacciata per un paio di minuti.
2. Mettete nel bicchiere del frullatore mezzo cetriolo tagliato a pezzi, il succo di 4 limoni, il coriandolo e il peperoncino verde; frullare finemente.
3. Sgusciare completamente i gamberi, tranne 4 ai quali resteranno le code.
4. Metteteli tutti in una ciotola, copriteli con l'acqua del peperoncino, metteteli in frigorifero e lasciateli riposare per 30 minuti.
5. Sbucciare e tagliare 2 cetrioli in pezzi lunghi 5 cm. Svuotateli con un cucchiaio.
6. Tagliare l'altro cetriolo a fette.
7. Scolate e tritate i gamberi, lasciando interi quelli con la coda.

8. Mescolare con la cipolla affettata e le foglie di coriandolo e farcire il cetriolo.

9. Servire con la salsa marinata, le fette di cetriolo e servire.

Cannelloni spinaci e olive nere

Ingredienti per 4 persone:

- ✓ 12 sfoglie di cannelloni
- ✓ 400 g di spinaci
- ✓ 1 cipolla
- ✓ 3 spicchi d'aglio
- ✓ 250 g di crema di formaggio
- ✓ Olive nere denocciolate
- ✓ Besciamella
- ✓ Olio d'oliva
- ✓ Sale
- ✓ Pepe nero

1. Cuocere le sfoglie per il tempo indicato sulla confezione.
2. Scolare e posizionare su un canovaccio.
3. Mondate e tritate la cipolla e l'aglio e fateli soffriggere in una padella con un filo d'olio.
4. Quando saranno dorati aggiungere gli spinaci.
5. Aggiustare di sale e pepe e aggiungere le olive nere.
6. Lasciare cuocere il tutto a fuoco medio per altri 5 minuti.
7. Preriscaldare il forno a 200° C.
8. Mettere gli spinaci e le olive nere in una ciotola e aggiungere il formaggio.
9. Mescolare fino ad ottenere un impasto.
10. Riempire i cannelloni con il composto di formaggio.

11. Date loro la forma di un cilindro e disponeteli in una pirofila.

12. Versare la besciamella sui cannelloni, stendendola bene.

13. Cuocere per circa 25 minuti.

Torta greca di zucca e melanzane

Ingredienti per 4 persone:

- ✓ 6 fogli di pasta filo
- ✓ 300 g di zucca
- ✓ 1 melanzana
- ✓ 1 cipolla
- ✓ 200 g di riso bianco
- ✓ 100 g di tagliatelle fini
- ✓ 50 g di uvetta
- ✓ 20 g di pinoli
- ✓ 20 g di burro
- ✓ 5 dl di brodo vegetale
- ✓ 2 cucchiai pomodoro fritto
- ✓ Olio d'oliva
- ✓ 1 cucchiaio. cannella
- ✓ Sale e prezzemolo

1. Sbucciare e tagliare a cubetti la zucca e le melanzane.
2. Sbucciare e tritare la cipolla.
3. Mettete sul fuoco una casseruola con 4 cucchiai di olio.
4. Aggiungete le verdure e mescolate finché non cominciano a dorarsi.
5. Aggiungere i pinoli, la cannella, l'uvetta, 1 cucchiaio di pomodoro fritto e un po' di prezzemolo tritato.
6. Mescolare e aggiungere il riso, le tagliatelle e il brodo vegetale e il sale.
7. Continuare a fuoco basso per circa 30 min.

8. Tagliare la pasta filo in strisce lunghe da 8 a 10 cm.

9. Spennellarle con un po' di burro fuso e foderare una teglia removibile in modo che le strisce di pasta filo siano abbastanza lunghe e sporgano per poterle avvolgere una volta posizionato il ripieno della torta.

10. Riempire con il composto di riso, pasta e verdure, chiudere con le strisce di pasta filo e infornare finché la pasta non sarà dorata.

11. Sformare con attenzione e servire.

Sarde al forno con cavolo riccio

Ingredienti per 4 persone:

- ✓ 700 g di sarde
- ✓ 250 g di cavolo riccio
- ✓ 2 limoni
- ✓ 40 g di pane grattugiato
- ✓ Olio d'oliva
- ✓ Sale
- ✓ Pepe

1. Preriscaldare il forno a 180° C.
2. Eliminare le interiora delle sarde.
3. Lavare in acqua fredda e asciugare bene.
4. Mettete sul fuoco una pentola con un litro d'acqua e, quando sarà ben calda, aggiungete le foglie di cavolo riccio per circa 10 secondi a sbollentare.
5. Rimuovere e asciugare. Tritare le foglie.
6. Mettete in una ciotola le foglie di cavolo riccio tritate, un po' di sale e pepe, un cucchiaio di olio d'oliva e il succo e la scorza di mezzo limone.
7. Riempire le sarde con il composto di cavolo riccio ottenuto nel passaggio precedente.
8. Foderate una teglia con carta da forno e disponetevi sopra le sarde.
9. Salare le sarde a piacere, irrorarle con un filo d'olio e cospargere con il pan grattugiato.
10. Lasciare in forno per 8-10 minuti.

11. Sfornate e servite le sarde, decorando con una foglia intera di cavolo riccio e mezzo limone.

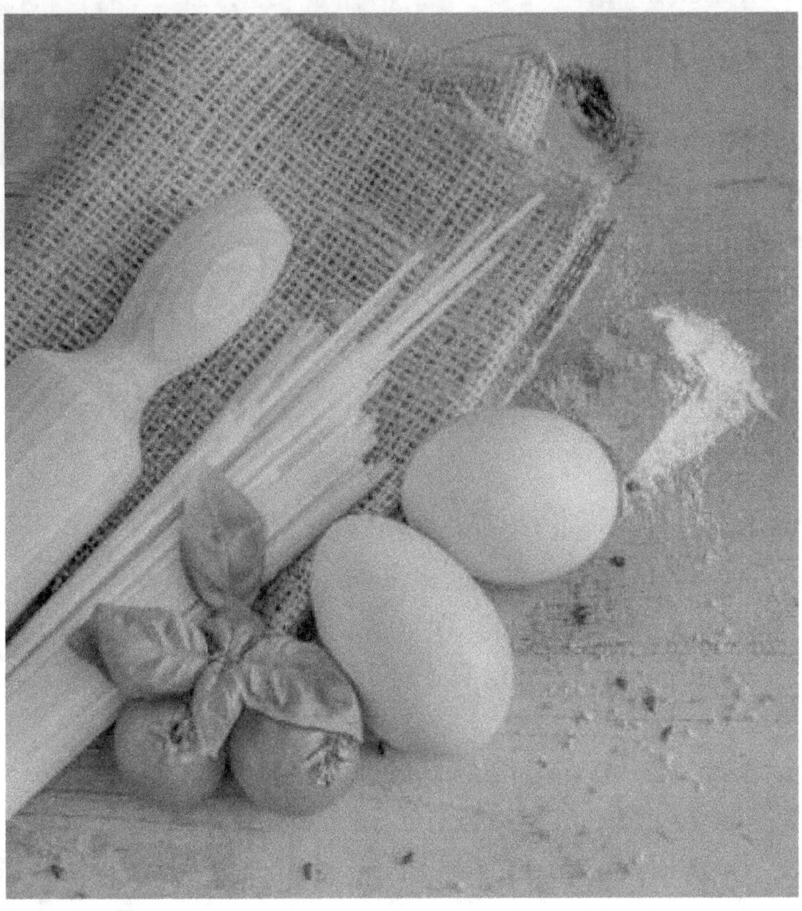

Frittata italiana

Ingredienti per 4 persone:

- ✓ 2 melanzane
- ✓ 2 peperoni rossi
- ✓ 6 uova
- ✓ 50 g di parmigiano grattugiato
- ✓ 100 g di formaggio semi stagionato
- ✓ Erba cipollina
- ✓ Olio extravergine d'oliva
- ✓ Sale
- ✓ Pepe

1. Preriscaldare il forno a 180° C.
2. Arrostire le melanzane tagliate a fettine sottili e i peperoni spennellati d'olio.
3. Sbattere 4 uova con l'erba cipollina e, in un'altra ciotola, 2 uova con il parmigiano.
4. Mettete sul fuoco una padella con l'olio.
5. Far cagliare le uova con il formaggio a fuoco basso.
6. Toglietela quando la tortilla si sarà solidificata sul fondo e sarà morbida sopra.
7. Ripetere l'operazione con le uova e con erba cipollina, ma in 2 lotti.
8. Preriscaldare il forno a 160° C.
9. Foderare uno stampo con carta da forno.
10. Mettete una tortilla all'erba cipollina e copritela con melanzane e formaggio semi stagionato.

11. Sopra, una seconda tortilla di parmigiano, i peperoni e
    le fettine di formaggio.
12. Terminare con la terza tortilla all'erba cipollina.
13. Cuocere 5 minuti.
14.

Petto di tacchino alle arance

Ingredienti per 4 persone:

- ✓ 800 g di tacchino
- ✓ 2 arance
- ✓ 1 pompelmo
- ✓ 1/2 peperone verde
- ✓ 1 scalogno
- ✓ Coriandolo
- ✓ 1/2 limone
- ✓ 1 aglio
- ✓ 3 cucchiai di salsa di soia
- ✓ Olio d'oliva
- ✓ Sale
- ✓ Pepe nero
- ✓ Pepe bianco

1. Sbucciare le arance e il pompelmo. Tagliare a spicchi.
2. Lavate il peperone verde, privatelo dei semi e tritate la carne.
3. Sbucciare e tritare lo scalogno.
4. Pulite e tritate il coriandolo.
5. Mettete tutto in una ciotola, aggiustate di sale e pepe e aggiungete 2 cucchiai di olio d'oliva.
6. Mettete in una ciotola il succo di mezzo limone e la sua scorza, 3 cucchiai di salsa di soia e il petto di tacchino spolverato di pepe bianco.
7. Lasciare marinare in frigorifero per 30 minuti.

8. Sbucciare e tagliare l'aglio a fette.

9. Mettete sul fuoco una padella con 2 cucchiai di olio e l'aglio.

10. Tenete sul fuoco finché non diventa dorato.

11. Rimuovere l'aglio. Mettete in padella i filetti di tacchino scolati dalla marinata.

12. Tenete sul fuoco finché il tacchino non sarà dorato. Servire con l'insalata di agrumi.

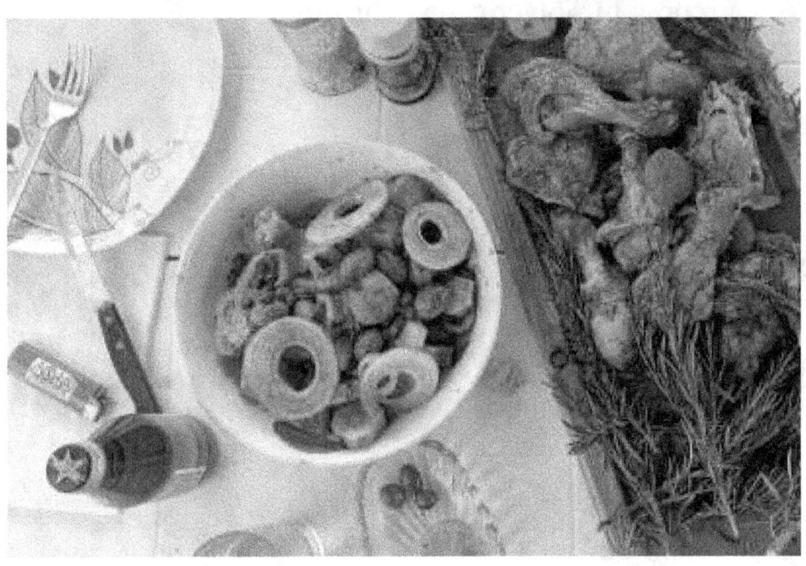

Zuppa di lenticchie

Ingredienti per 4 persone:

- ✓ Lenticchie secche 250 g
- ✓ Porri 100 g
- ✓ Patate 250 g
- ✓ Pomodorini ciliegino 180 g
- ✓ Alloro 2 foglie
- ✓ Olio extravergine d'oliva q.b.
- ✓ Curcuma in polvere 1 cucchiaino
- ✓ Acqua 1 l
- ✓ Pepe nero q.b.
- ✓ Sale fino q.b.
- ✓ Origano q.b.

Per i crostini

- ✓ Pane nero ai cereali 1
- ✓ Olio extravergine d'oliva q.b.
- ✓ Sale fino q.b.
- ✓ Pepe nero q.b.
- ✓ Origano q.b.

1. Tagliate finemente il porro.
2. Sbucciate le patate e tagliatele a grandezza di 1 cm.
3. Mettete in un tegame l'olio di oliva e aggiungete il porro.
4. Fate rosolare.
5. Aggiungete le patate e le lenticchie e aggiungete 1 litro di acqua.

6. Mettete la curcuma e l'alloro.

7. Lasciare cuocere per circa 45 minuti a fuoco basso e girate di tanto in tento.

8. Se necessario potete aggiungere altra acqua.

9. Mettete il pane condito con sale pepe e olio in forno ventilato a 200° per 7 minuti.

10. Lavate e tagliate i pomodorini e aggiungeteli alle lenticchie e lasciate cuocere per altri 10 minuti.

11. Regolare il sapore con sale e pepe.

12. Versare la zuppa in delle ciotole su cui avrete adagiato il pane.

Salmone greco

Ingredienti per 4 persone:

- ✓ 60 ml di olio extravergine di oliva
- ✓ Succo di 2 limoni
- ✓ 1 spicchio d'aglio, schiacciato
- ✓ 1 cucchiaino. origano secco
- ✓ 1/2 cucchiaino. fiocchi di peperoncino
- ✓ Pepe nero appena macinato
- ✓ 150 g di feta a cubetti
- ✓ 200 g di pomodori tagliati in quarti o pomodorini tagliati a metà
- ✓ 50 g di olive Kalamata a fette
- ✓ 40 g di cetrioli tritati
- ✓ 1/4 cipolla rossa tritata
- ✓ 2 cucchiai. aneto appena tritato
- ✓ 1 limone, tagliato a fettine sottili
- ✓ 1 cipolla rossa piccola, affettata
- ✓ 340 g filetti di salmone, asciugati con carta assorbente
- ✓ sale
- ✓ Pepe nero appena macinato

1. Preriscaldare il forno a 190°C.
2. Marinare la feta: in una ciotola capiente, sbatti insieme l'olio d'oliva, il succo di limone, l'aglio, l'origano e i fiocchi di peperoncino.
3. Condire con pepe e aggiungere la feta.
4. Coprire e conservare in frigorifero per circa 10 minuti.

5. Preparare il salmone: disporre sul fondo di una pirofila uno strato di fette di limone e di cipolla rossa. Disporre sopra i filetti di salmone, con la pelle rivolta verso il basso. Condire con sale e pepe e infornare per 18-20 minuti.

6. Nel frattempo preparate il condimento: nella ciotola con la feta aggiungete i pomodori, le olive, i cetrioli, la cipolla rossa tritata e l'aneto.

7. Per servire: servire il salmone con fettine di limone e cipolla rossa e coprire con il composto di feta.

Cozze con pomodoro e aglio

Ingredienti per 4 persone:

- ✓ 900 g di cozze, lavate e mondate
- ✓ 2 cucchiai di burro
- ✓ 1 cipolla tritata
- ✓ 3 spicchi d'aglio, schiacciati
- ✓ 1 lattina (400 g) di pomodori a pezzetti
- ✓ 120 ml di vino bianco secco
- ✓ 2 cucchiai di prezzemolo tritato
- ✓ sale e pepe
- ✓ pane tostato, per servire

1. In una casseruola a fuoco medio-basso, sciogliere il burro.
2. Soffriggere la cipolla per 5 minuti, quindi aggiungere l'aglio e cuocere per un altro minuto.
3. Aggiungete i pomodorini tagliati a pezzetti, il vino e il prezzemolo e mescolate fino a quando il tutto sarà ben amalgamato.
4. Condire con sale e pepe.
5. Aggiungete le cozze e fate cuocere a fuoco basso finché tutti i gusci non saranno aperti (Scartare quelli che non sono aperti).
6. Guarnire con altro prezzemolo e servire con pane tostato.

Stufato di ceci e baccalà

Ingredienti per 4 persone:

- ✓ 150 g di ceci
- ✓ 150 g di baccalà salato
- ✓ 50 g di riso
- ✓ 1 cipolla
- ✓ 1/2 peperone rosso
- ✓ 1 ramo di sedano
- ✓ 1 erba cipollina
- ✓ 1 spicchio d'aglio
- ✓ 50 ml di olio d'oliva
- ✓ 1 cucchiaino di paprika dolce
- ✓ Sale e pepe

1. Dissalare il baccalà seguendo le indicazioni del produttore.
2. Mettete i ceci ad ammorbidire 8 ore prima di utilizzarli in acqua calda.
3. Scolateli e fateli appassire insieme alla cipolla, al pepe, al sedano e ad un pizzico di sale.
4. Quando i ceci saranno morbidi e mancano circa 20 minuti di cottura, aggiungete il riso e lasciate cuocere per 10 minuti.
5. Aggiungete il merluzzo tagliato a pezzetti e lasciate cuocere per altri 8 minuti.
6. Mondate e tritate l'erba cipollina e l'aglio; tritare il prezzemolo.

7. Scaldare una padella con olio d'oliva e brasare le verdure.

8. Quando saranno tenere, aggiungete la paprika, mescolate bene, togliete la padella dal fuoco e aggiungetela allo spezzatino.

9. Lasciate cuocere ancora qualche minuto e togliete dal fuoco.

10. Lasciare riposare prima di servire lo spezzatino.

Torta alle mandorle

- ✓ Ingredienti per 6-8 persone:
- ✓ Pasta frolla: 300 gr
- ✓ Cioccolato: 200 gr
- ✓ Zucchero: 100 gr
- ✓ Latte: 2 dl
- ✓ Fecola: 1 cucchiaino
- ✓ Mandorle macinate: 50 gr
- ✓ Mandorle a granella: 1 cucchiaino
- ✓ Burro e farina per lo stampo: q.b.

1. Spezzettare il cioccolato, stemperare la fecola con un po' di latte freddo e mescolare al cioccolato, unire il rimanente latte e lasciare sulla fiamma bassissima finché il cioccolato sarà fuso.
2. Unire lo zucchero e lasciare sobbollire ancora per qualche istante, togliere dal fuoco e lasciare raffreddare, mescolando ogni tanto perché non si formi la pellicina in superficie.
3. Intanto imburrare e infarinare una teglia di 24 cm, stendervi la pasta frolla, punzecchiarla con la forchetta e tenere da parte coperta.
4. Quando la crema sarà fredda accendere il forno a 190°.
5. Distribuire le mandorle macinate sulla pasta frolla in uno strato uniforme e ricoprire con la crema di cioccolato.
6. Cuocere in forno per 35 minuti circa, fare intiepidire, sfornare la crostata e cospargerla di mandorle a granella.

Capitolo 7

Attività fisica

Tutti possono trarre beneficio dall'attività fisica indipendentemente dall'età, dal sesso o dalle condizioni fisiche. L'attività fisica infatti ha innumerevoli benefici:

- **Aiuta a controllare il peso**

Fare attività fisica regolarmente è necessario per perdere peso, ma anche per mantenerlo ad un livello ottimale e per favorire il tono muscolare. L'organizzazione Mondiale della Sanità raccomanda che gli adulti sani di età compresa tra 18 e 64 anni eseguano tra 150 e 300 minuti di esercizio aerobico moderato alla settimana oppure da 75 a 150 minuti di intenso esercizio aerobico.

- **Protegge la tua salute**

L' attività fisica può aiutarti a proteggerti da molte malattie croniche. Non importa quale sia il tuo peso, l'esercizio fisico è la migliore routine di cura di sé. Il semplice fatto di rimanere attivi fa sì che il livello del colesterolo buono aumenti e quello cattivo diminuisca, riducendo il rischio di sviluppare malattie cardiovascolari come l'ipertensione, Diabete di tipo 2 e alcuni tipi di cancro e artrite.

- **Migliora il tuo umore**

L'esercizio stimola la produzione di sostanze chimiche nel tuo corpo che possono migliorare il tuo umore. D'altro canto, riduce i sentimenti associati alla depressione, all'ansia e allo stress. E, come se ciò non bastasse, l'attività fisica aiuta a rilasciare endorfine, che riducono la percezione del dolore.

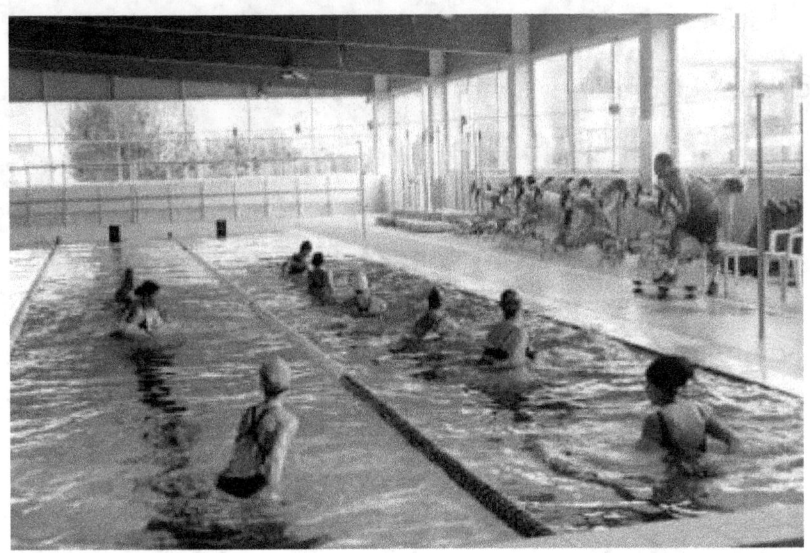

• Ti dà più energia

L'esercizio fisico è così importante che produce cambiamenti che raggiungono il livello cellulare del tuo corpo. L'attività fisica stimola la creazione di energia dal glucosio presente nel cibo che mangi e nell'aria che respiri. Di conseguenza, il tuo corpo funzionerà meglio e ti sentirai più energico. Inoltre, l'esercizio fisico ti aiuterà a dormire meglio.

• Ti allunga la vita

Uno dei benefici più incredibili dell'attività fisica è questo: è stato scoperto che fare esercizio regolarmente può aiutarti a vivere più a lungo. Le prove dimostrano che rimanere attivi può prevenire lo sviluppo di malattie croniche. Aumenta la vita e ne migliora la qualità.

- **L'attività fisica aumenta l'aspettativa di vita fino a 4,5 anni**

Anche le persone in sovrappeso vivono più a lungo se fanno attività fisica regolarmente.

Pertanto, le persone che svolgono attività fisica regolare, come la camminata veloce, vivono più a lungo rispetto a coloro che non fanno esercizio, anche quando sono in sovrappeso, con miglioramenti a tutti i livelli dell'indice di massa corporea (BMI).

I risultati determinano che l'attività fisica come una camminata veloce per 75 minuti a settimana è stata associata ad un aumento medio dell'aspettativa di vita di 1,8 anni, rispetto a coloro che non fanno esercizio.

Tuttavia, l'attività fisica nel tempo libero al livello raccomandato dall'Organizzazione Mondiale della Sanità (un minimo di 150 minuti di camminata veloce a settimana) è stata associata ad un'aspettativa di vita media di 3,4-4,5 anni in più rispetto al non fare nulla.

L'esercizio fisico è considerato uno degli stili di vita più rilevanti per migliorare la nostra salute e allungare la nostra aspettativa di vita.

Potremmo pensare che fare attività fisica da anziani, se non si è condotta una vita attiva da giovani, sarebbe troppo tardi per ritardare la mortalità. Tuttavia, ci sono abbastanza studi per pensare che non sia così; ed è stato anche dimostrato che negli anziani fare i 150 minuti settimanali raccomandati di attività fisica da media a moderata può avere riduzioni significative della mortalità.

Identificare la quantità di esercizio fisico sufficiente a ridurre la mortalità è molto importante, poiché è più facile per la popolazione esercitarsi se lo si fa a piccole dosi. Secondo evidenze scientifiche, 15 minuti al giorno di esercizio fisico di moderata intensità o 90 minuti alla settimana possono avere effetti sulla riduzione della mortalità, di circa il 15%, con un aumento di due o tre anni dell'aspettativa di vita. Questo piccolo volume di attività fisica può svolgere un ruolo molto importante nella lotta contro le malattie non trasmissibili e, di conseguenza, potrebbe anche ridurre i costi medico-sanitari.

Sempre più studi suggeriscono che il mantenimento della forza muscolare (non si sa ancora a quale livello) protegge dalla morte per qualsiasi causa, anche tenendo conto della capacità cardiorespiratoria e di altri fattori come età, grasso, tabacco, alcol o ipertensione. Per questo motivo, e poiché la forza muscolare diminuisce con l'età, è importante realizzare un programma "di mantenimento della forza" non solo per migliorare la capacità fisica e altri parametri legati alla salute, ma anche e comunque per ridurre il rischio di mortalità.

"Dopo anni di studi e ricerche finalmente il binomio sport e salute è stato riconosciuto anche dalle Grandi Istituzioni. In Italia, per esempio, lo sport entra nella costituzione più precisamente nell'articolo 33, aggiungendo un nuovo ultimo comma, ai sensi del quale

la Repubblica riconosce il valore educativo, sociale e di promozione del benessere psicofisico dell'attività sportiva in tutte le sue forme

Educare al movimento e allo sport come stile di vita, così come educare le persone ad affidarsi a professionisti del settore per ridurre al minimo le perdite di tempo massimizzando i risultati. Qualità nell'esecuzione degli esercizi ed essere informati sul motivo dell'esecuzione di un determinato esercizio e sui muscoli coinvolti aiuterà l'allievo a sopportare di più la fatica e a prendere sempre più consapevolezza del proprio stato di salute fisica e mentale."

Dott. Mauro Paciaroni

Capitolo 8

Il movimento ed i benefici per la mente

Nel capitolo precedente abbiamo visto i benefici dell'attività fisica sul nostro corpo, ma l'attività fisica comporta vantaggi anche per la nostra mente.

L'Organizzazione Mondiale della Sanità (OMS) conferma che l'attività fisica, tra i suoi numerosi benefici, comprende la riduzione dei sintomi della depressione e dell'ansia. Allo stesso modo, migliora le capacità di ragionamento e di apprendimento. Diventa il passaporto perfetto per una migliore qualità della vita.

Tuttavia più di un quarto della popolazione adulta mondiale non raggiunge livelli sufficienti di attività fisica raccomandata. Anche se sei molto impegnato e non hai mai tempo dovresti trovare almeno 30 minuti al giorno per fare una passeggiata o praticare uno sport. Considerala come una pillola carica di salute che devi assumere quotidianamente e che è il miglior investimento che puoi fare sia per il tuo corpo che per la tua mente.

Fin dall'inizio dei tempi, gli esseri umani hanno saputo trovare il perfetto equilibrio che esiste tra la pratica dell'esercizio fisico e la salute mentale. Tanto che nel I e II secolo d.C. lo scrittore romano Decimo Giunio Giovenale scrisse la celebre massima:

"Mens sana in corpore sano", a conferma che l'equilibrio si trova attraverso la cura di entrambe le parti.

Attualmente, la ricerca continua a far luce sulla connessione tra la pratica dell'esercizio fisico e il godimento di una mente più sana.

Lo psichiatra americano John J. Ratey, dopo lunghi anni di ricerca, è riuscito a trovare la formula perfetta per mantenere una salute mentale equilibrata partendo da una semplice abitudine: la pratica dell'esercizio fisico. Tutte le conclusioni sono state raccolte in un libro intitolato Spark: The Revolutionary New Science of Activity and the Brain, che, sebbene possa essere letto solo in inglese, è una guida molto completa, basata su studi scientifici che è diventata un successo.

Anchel o studioso Marcos Vázquez fa un approfondimento nel suo libro Healthy Mind in cui spiega come la salute del cervello dipenda da quella del resto del corpo. Secondo l'autore non è possibile ottimizzarne il funzionamento senza prima comprendere come l'alimentazione, l'attività fisica o lo stress lo influenzano. Un lavoro molto interessante per capire meglio come funziona il cervello, ma soprattutto ci insegna come migliorarne le funzioni.

Il cervello umano funge da motore principale del nostro corpo. Da esso viene controllato qualsiasi movimento che facciamo nella nostra vita quotidiana. Gli uomini primitivi dovevano percorrere lunghe distanze per procurarsi il cibo, quindi il loro cervello era in totale connessione con la loro mobilità.

Tuttavia, nel tempo, il nostro cervello si è adattato alle nuove esigenze della società. Le nostre funzioni di base possono essere soddisfatte senza dover fare esercizio fisico, andiamo in macchina al supermercato più vicino o al nostro ristorante preferito.

Sebbene socialmente abbiamo guadagnato in comodità, abbiamo anche aumentato gli squilibri emotivi, le esigenze mentali e insoddisfazioni personali di cui non sappiamo trovare l'origine. Ma cosa accadrebbe se la risposta fosse nella pratica dell'esercizio fisico?

L'attività fisica aiuta a:

- **Ridurre lo stress**

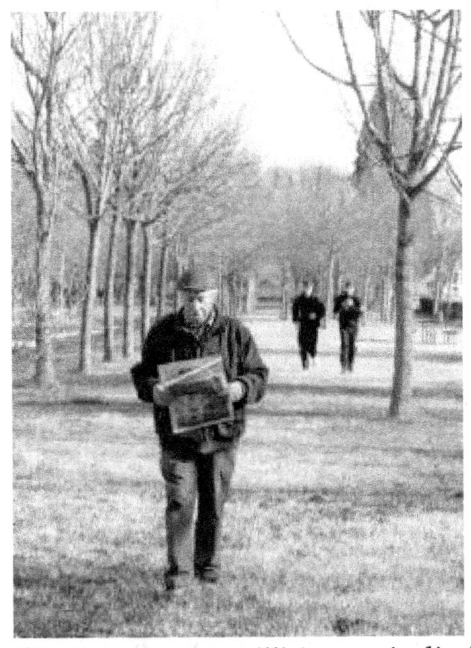

Lo stress continua ad essere uno dei grandi mali di oggi. La competitività sul lavoro, il bisogno di essere i migliori o la spinta costante a raggiungere la perfezione, ci hanno trasformato in esseri con un maggiore bisogno di benessere. Quando pratichi sport, il tuo cervello genera endorfine e serotonina, responsabili del raggiungimento di uno stato di calma e tranquillità e, quindi, della riduzione dello stress.

- **Migliorare le capacità cognitive**

Mentre pratichiamo lo sport, il nostro cervello è in movimento contemporaneamente alle gambe o al cuore. Vengono creati nuovi neuroni che aiutano a trasportare la comunicazione, a consolidare la memoria e ad accelerare il pensiero. Tant'è che, secondo alcune ricerche, gli studenti che praticano sport regolarmente ottengono voti migliori rispetto a quelli che conducono una vita sedentaria.

- **Prevenire e curare la depressione**

Fare attività fisica regolarmente è una delle terapie più efficaci per prevenire e attenuare gli effetti della depressione, un altro dei grandi problemi del nostro secolo. Lo sport diventa la chiave perfetta per arginare il suo impatto, con il vantaggio di essere efficace quanto i farmaci, ma senza alcun tipo di controindicazione o effetto collaterale.

- **Rafforzare la forza di volontà e la disciplina**

Se dovessimo fare un paragone con i nostri antenati, ci renderemmo conto che loro non avevano bisogno di trovare scuse per fare esercizio. Era una questione di sopravvivenza. Ma oggi non troviamo le motivazioni per fare i il primo passo, cioè decidere di dedicarci all'esercizio. Troviamo sempre mille scuse per non farlo. Ma fare questo primo fa sì che anche il nostro cervello reagisca. Il lobo frontale, responsabile dell'esercizio della disciplina e dell'autocontrollo, risulta potenziato. Una volta che saremo riusciti a superare quel confine, inizieremo a vedere crescere la nostra forza di volontà.

- **Aiuto nei processi riabilitativi contro le dipendenze**

Il movimento del corpo aumenta i livelli di alcuni neurotrasmettitori come la serotonina, la dopamina e la norepinefrina. Questi sono responsabili della regolazione e della stabilizzazione dei pensieri e delle emozioni, ma svolgono anche un ruolo molto particolare nella lotta contro i problemi di dipendenza più gravi. Si è dimostrato anche un importante stabilizzatore nei casi di disturbo da deficit di attenzione e iperattività (ADHD) o disturbi legati a cambiamenti ormonali. Insomma, è necessario fare attività fisica regolarmente, non solo per sentirsi fisicamente più agili o a proprio agio, con un aspetto migliore, ma anche per sfruttare al meglio tutto il nostro potenziale cognitivo. È così che lo sport diventa quella pillola perfetta, totalmente sana e gratuita, che ci aiuta a raggiungere il vero stato di benessere.

Capitolo 9

Sane abitudini per includere il movimento nel nostro stile di vita

Avere l'abitudine di fare esercizio fisico è importante per avere una mente e un corpo sani. Se vuoi impegnarti e creare una routine personale, devi pianificarla attentamente. Il segreto per farlo è non arrendersi mai.

Per allenarsi quotidianamente, è meglio combinare diverse routine in modo che i muscoli riposino un giorno tra una sessione e l'altra. Gli esperti consigliano di praticare regolarmente attività fisica poiché è molto benefica per la salute. Ciò ti aiuta a disconnetterti dai tuoi problemi quotidiani e a ridurre i livelli di stress e ansia.

L'OMS stabilisce diversi livelli di attività a seconda delle fasce di età.

Tuttavia, se non hai l'abitudine di fare esercizio, non puntare improvvisamente a farlo ogni giorno. È meglio stabilire una routine progressivamente e godere così di tutti i benefici dell'esercizio quotidiano.

Evitare la sedentarietà e le sue conseguenze praticando un'attività fisica regolare ti aiuterà a ottenere miglioramenti sostanziali nella tua vita. Come puoi integrare questa abitudine nella tua vita?

- **Scegli cosa vuoi fare**

Quando parliamo di esercizio fisico non specifichiamo nulla. Cioè, fare esercizio è correre, giocare a calcio, camminare, nuotare, ballare, andare in palestra...Hai molte opzioni diverse per aiutarti a muovere il tuo corpo, ma non tutte sono uguali. È importante scegliere un'attività che si adatti alle tue preferenze ed esigenze personali. Per questo motivo, per creare una sana abitudine devi sapere cosa vuoi fare. Più definisci l'obiettivo, più facile sarà scegliere l'attività giusta. Ad esempio, se decidi di voler fare una passeggiata, devi essere molto specifico. Camminare significa fare il giro dell'isolato fino al tuo edificio, ma significa anche evitare di prendere un mezzo di trasporto per andare al lavoro o fare una passeggiata a metà pomeriggio a media intensità per 45 minuti.

Non puoi considerare solo l'esercizio che farai, ma anche dove, come, per quanto tempo e a che ora del giorno. A tutto questo bisogna aggiungere anche la questione di cosa è necessario per realizzarlo. Nell'esempio precedente avrai bisogno di vestiti comodi e di buone scarpe da ginnastica.

- **Inizia con cose semplici**

Il tuo obiettivo potrebbe essere ambizioso e, per raggiungerlo, dovrai percorrere un lungo cammino in cui incontrerai molti ostacoli. Come la pigrizia e la mancanza di entusiasmo.
Ogni fallimento e ogni nuovo tentativo indeboliscono la tua autostima e provocano una maggiore resistenza mentale nel farlo.

L'unico modo è iniziare con qualcosa di semplice, più di quello che ritieni di essere capace di fare.

In una persona che si accinge a riprendere l'attività sportiva dopo molto tempo, vale anche questo consiglio.

Come iniziare dalle cose semplici se intendi frequentare lezioni guidate? Prima di tutto, dovresti sapere che potrebbe non essere la cosa migliore con cui iniziare. Perché? Perché devi organizzare la tua agenda per arrivare in tempo. Ciò significa che devi preparare i tuoi vestiti in anticipo e magari portarli al lavoro la mattina. Poi bisogna arrivare al centro sportivo o in palestra, cambiarsi e, dopo la lezione, tornare a casa o ai propri compiti abituali. Invece, un'opzione più realistica sarebbe quella di iniziare a fare una serie di esercizi simili a casa. Il vantaggio di farlo in questo modo è che la tua pianificazione dipenderà esclusivamente da te ed è più facile adattarla al tuo modo di vivere. Ad esempio, puoi farlo prima di andare al lavoro. Inizia con 5 o 10 minuti di esercizio finché non riesci ad aumentarlo gradualmente. Ad esempio, se ti costringe ad alzarti 15 minuti prima la mattina, dopo una settimana ti renderai conto che ne vale la pena. Se invece che a quell'ora preferisci farlo alle 5 del pomeriggio, quando arrivi a casa, va bene lo stesso. Per non dimenticare che devi farlo e non trovare scuse, imposta un promemoria.

- **Imposta un promemoria finché non avrai stabilito l'abitudine**

Può sembrare sciocco, ma l'attività fisica è qualcosa che si trascura facilmente. Pertanto, ti consigliamo vivamente di non saltare questo passaggio. Lo scopo di un promemoria è quello di non dimenticare qualcosa che devi fare. Ma allo stesso tempo è un grande motivatore. Crea una certa pressione psicologica su di te ed è essenziale per aiutarti a creare l'abitudine. Puoi farlo con un bigliettino sul tavolo dell'ufficio, nell'agenda, sul frigorifero o, la cosa più semplice, con una sveglia sullo smartphone. Anche se, senza dubbio, il trucco migliore è farlo dopo un'attività che è già un'abitudine. Ad esempio, quando ti alzi la mattina ascia i vestiti pronti in bagno e preparati per l'esercizio mattutino. Altre persone preferiscono farlo dopo essersi lavati i denti o aver rifatto il letto. Solo tu saprai qual è l'ora giusta.

Tuttavia, una volta che hai pensato a quali delle tue abitudini preesistenti possono aiutarti di più, includile nella tua pianificazione iniziale. In questo modo, il tuo piano d'azione non avrà crepe e sarà più di un semplice obiettivo che non sai come raggiungere.

Se lo fai, le tue possibilità di successo sono del 90%, rispetto al 38% per chi non fa un piano completo.

- **Stabilisci ricompense immediate e salutari**

L'esercizio in sé dovrebbe essere la tua ricompensa, poiché migliora il tuo umore e quando ti guardi allo specchio vedrai anche cambiamenti positivi. Tuttavia, il tuo cervello non sarà consapevole di questi benefici e i messaggi che ti invierà saranno legati alla comodità e alla pigrizia di continuare sulla solita strada.

Cosa puoi fare per combatterlo? La cosa più semplice è aiutarlo con piccole ricompense immediate. Anche se questa è un'ottima idea a priori, la verità è che le ricompense a volte diventano il tuo peggior nemico. Per questo motivo è necessario seguire attentamente questo quarto consiglio. Scegli i tuoi premi in linea con i tuoi obiettivi. Cioè, se vuoi perdere peso, la tua ricompensa non può essere un hamburger con salse e patatine fritte. Il motivo è ovvio, non ti porterà a raggiungere i tuoi obiettivi.

È noto che la cosiddetta psicologia della ricompensa è la ragione principale per consumare cibi poco salutari o malsani. Tuttavia, anche questo non dovrebbe sopraffarti, perché sarà qualcosa di molto temporaneo. Una volta stabilita l'abitudine, fare sport sarà la tua ricompensa. Le cosiddette ricompense positive ti aiuteranno ad avere una maggiore disciplina e a pensare a quanto ti senti bene dopo l'attività fisica. Alcuni esempi sono:

- **Una doccia rilassante.**
- **Fai allungamenti rilassanti pensando solo a te stesso**
- **Prendi un pezzo di frutta fresca di stagione**
- **Prenditi un caffè o un tè con calma**
- **Monitora i tuoi progressi**

Per vedere in modo obiettivo i tuoi progressi, segnali su un calendario o in un'app sul tuo telefonino. Dopo diversi giorni, questo diventa un grande motivatore che non ti farà tornare al punto di partenza.

Insomma, non prendete l'abitudine di fare esercizio fisico come un obbligo noioso. È un momento di disconnessione in cui allevi lo stress e ti diverti. Cambia la tua mentalità e smettila di vederla come una tortura!

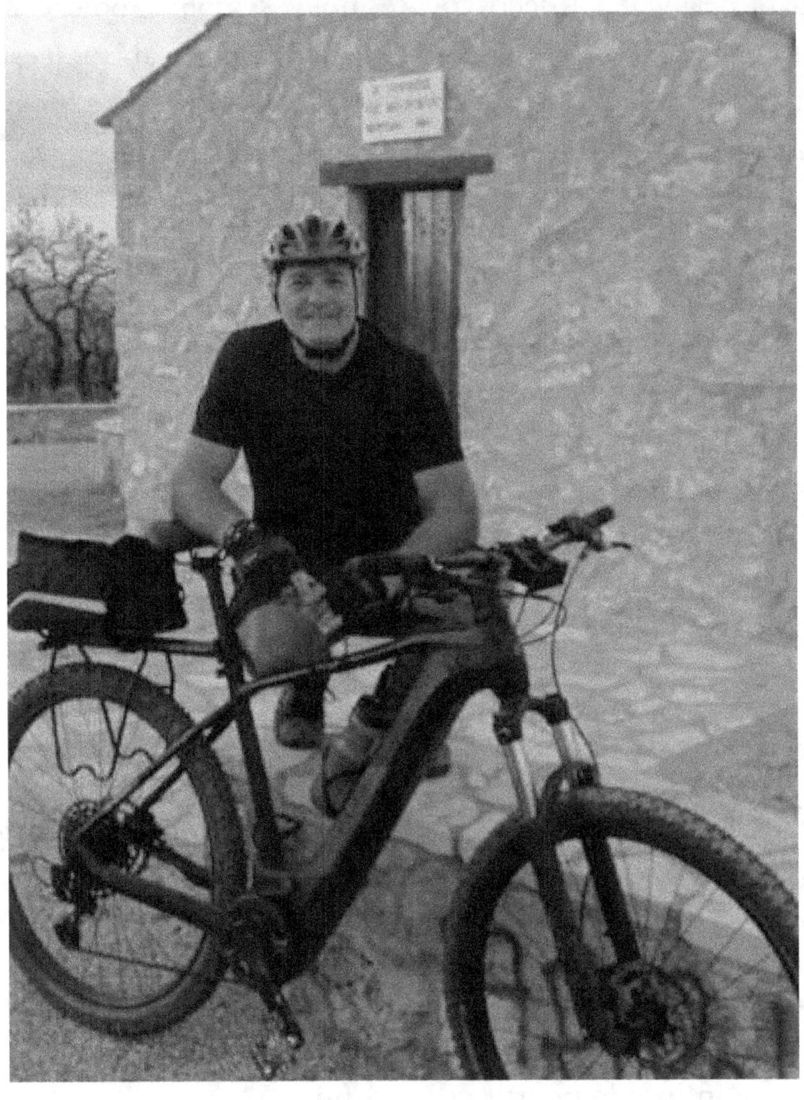

Capitolo 10

Praticare Yoga: benefici per la mente e il corpo

Parlare dei benefici dello yoga è molto semplice, poiché nel corso degli anni è stato dimostrato quale impatto abbia questo tipo di attività sul benessere fisico ed emotivo delle persone. Coloro che fanno yoga possono avere un maggiore controllo sui livelli di stress e ansia e avere uno stile di vita più sano.

- **Migliora la flessibilità e la forza muscolare**

Uno dei principali benefici della pratica dello yoga è che, con la pratica di alcune posture, conosciute come asana, si può ottenere un notevole miglioramento della flessibilità del corpo. Con questo tipo di posture si fanno lavorare diversi gruppi muscolari, contribuendo ad aumentare la gamma di movimento delle articolazioni e, in alcuni casi, ad acquisire forza muscolare.

- **Riduce lo stress e l'ansia**

I benefici dello yoga non si limitano al corpo, ma si estendono anche alla mente. In effetti, molte persone riconoscono che lo yoga è una pratica molto utile per ridurre lo stress.
Bisogna tenere presente che lo yoga non riguarda solo le posture fisiche, ma prevede anche la pratica della meditazione e alcune tecniche di respirazione consapevole.

- **Migliora la postura del corpo**

Lo yoga serve ad alleviare qualsiasi squilibrio che si verifica nelle persone che trascorrono molto tempo sedute. Questo è un problema molto diffuso, soprattutto perché negli ultimi anni è cresciuto il numero di persone che lavorano da casa davanti al computer.

Lo yoga è uno strumento molto utile per contrastare gli effetti negativi di una cattiva postura durante il lavoro. Esistono alcuni asana con le quali puoi allineare la colonna vertebrale e rafforzare i muscoli della schiena.

A seconda del tipo di posizioni praticate, è possibile allentare la tensione muscolare, piegare le spalle e posizionare la testa e il collo in una posizione che favorisce la persona.

- **Riduce la pressione sanguigna e la frequenza cardiaca**

Uno studio pubblicato sul Journal of Evidence-Based Integrative Medicine sottolinea che tra i benefici dello yoga si può evidenziare l'impatto che la sua pratica ha sulle persone che soffrono di ipertensione. Secondo questo studio, in un test effettuato su un gruppo di persone che hanno praticato yoga per 12 settimane, è stata notata una significativa diminuzione della pressione sanguigna.

Infatti con lo yoga è possibile calmare il sistema nervoso e ridurre lo stress nelle persone. In questo modo puoi prevenire le malattie cardiache e avere una vita più sana.

- **Migliora la concentrazione**

Poiché è una pratica che incoraggia la respirazione consapevole e la meditazione, un altro vantaggio dello yoga è che aiuta le persone a migliorare la propria capacità di attenzione e concentrazione. Le persone che praticano yoga regolarmente riescono a calmare la mente più facilmente ed essere più presenti in tutto ciò che fanno.

Questo può essere molto utile per chi soffre di disturbo da deficit di attenzione, poiché con lo yoga può imparare a focalizzare la propria attenzione e a controllare determinati impulsi. Sebbene non sia una cura, può essere un grande aiuto. Tutto dipende dalle caratteristiche particolari di ogni persona, perché per alcuni può essere una pratica molto efficace, mentre per altri sono più convenienti altri tipi di terapie.

- **Aumenta l'energia**

Non possiamo parlare dei benefici dello yoga senza sottolineare che si tratta di un'attività che rivitalizza il corpo e fornisce molta energia alle persone. Sebbene rilassi fisicamente chi lo pratica, lo yoga attiva anche il sistema nervoso, aumenta la circolazione sanguigna e migliora l'ossigenazione dei tessuti.

L'Organizzazione Mondiale della Sanità (OMS) sottolinea che lo yoga ha effetti positivi sul benessere fisico ed emotivo delle persone, indipendentemente dalla loro età o livello di reddito. Allo stesso modo, evidenzia che si tratta di un ottimo strumento per combattere la sedentarietà e promuovere abitudini sane nelle persone.

Soprattutto, non è un'attività fisica faticosa, quindi anche le persone malate possono praticarla.

- **Migliora l'equilibrio e la coordinazione**

In molte posizioni si lavora sull'allineamento del corpo, si rafforzano alcuni gruppi muscolari e si acquisiscono abilità che aiutano le persone ad avere più stabilità ed equilibrio in qualsiasi attività svolgano.

Lo yoga può essere un'ottima attività complementare per chi pratica sport, attività atletiche e arti marziali. Se praticato regolarmente, non solo fornisce flessibilità, ma consente anche movimenti più fluidi.

- **Serve per alleviare il dolore cronico**

È dimostrato che lo yoga allevia il dolore cronico nella parte bassa della schiena e in altre parti del corpo. È considerato un metodo alternativo che può essere utilizzato quando si verifica qualche tipo di fastidio muscolare.

È bene chiarire che non stiamo parlando del suo utilizzo per curare il dolore cronico, ma piuttosto che può contribuire ad alleviare i sintomi. Ciò è possibile perché le posizioni yoga allungano i muscoli e le articolazioni, rilasciando la tensione e l'infiammazione accumulate.

L'ideale quando si pratica yoga è avere il supporto di una persona esperta, come un istruttore di yoga certificato, poiché esistono diversi livelli di difficoltà e ogni posizione viene utilizzata per uno scopo ben specifico.

- **Rafforza il sistema immunitario**

In molti casi aiuta ad affrontare lo stress cronico, aiuta a ossigenare le cellule ed è molto utile per eliminare le tossine dal corpo.

Questo è un vantaggio che è associato a molti di quelli che abbiamo menzionato prima e che non può essere compreso senza di essi. Avere meno stress e ansia e avere più energia per affrontare le attività quotidiane aiuta le persone ad avere un sistema immunitario forte e uno stile di vita più sano.

- **Ti aiuta a dormire meglio**

Se praticato prima di andare a dormire, la qualità del sonno può essere migliorata, perché rilassa sia il corpo che la mente, facilitando il passaggio allo stato di sonno profondo. Le persone che soffrono di insonnia possono utilizzare lo yoga per iniziare a dormire meglio, poiché è un'attività a bassa intensità che rilassa il corpo e lo libera dallo stress.

Capitolo 11

Esercizi di yoga per principianti

Lo Yoga è molto semplice da eseguire perché a differenza di altre pratiche non abbiamo bisogno che di un tappetino e di un abbigliamento comodo. Quindi ti invito a iniziare questa pratica sana che ti aiuterà a connetterti con il tuo io interiore, a essere consapevole del tuo corpo. Si tratta di un'arte antichissima nata in India e che sta conquistando sempre più seguaci anche nei paesi occidentali. Prima di iniziare a praticare yoga a casa, è importante tenere conto di una serie di consigli per poter eseguire correttamente questa pratica e percepirne tutti i benefici:

- **Messa a fuoco**

Uno degli aspetti essenziali dello yoga è che possiamo concentrarci quando facciamo l'esercizio poiché si basa proprio su questo, sull'entrare in uno stato quasi meditativo in cui si è consapevoli dell'equilibrio del proprio corpo, dello stiramento dei muscoli e della respirazione. Consigliamo di trascorrere cinque minuti prima di iniziare le posizioni (asana) meditando e rilassando la mente.

- **Sii costante**

Per notare davvero i benefici dello yoga, è importante essere coerenti nella pratica. Gli esperti infatti consigliano che sia meglio fare 15 minuti ogni giorno piuttosto che 1 ora due volte a settimana perché il corpo ha bisogno di tempo per aumentare la flessibilità, migliorare la postura e raggiungere l'equilibrio con la mente.

- **Trova uno spazio tranquillo**

Questo può essere un aspetto complicato se magari hai dei bambini perché le loro urla o i loro giochi possono rompere la tranquillità e la quiete necessaria per praticare lo yoga. Scegli un angolo appartato, dove puoi ascoltare musica tranquilla, rilassarti e lasciarti alle spalle gli obblighi.

- **Indossa abiti comodi**

È fondamentale optare per abiti leggeri e larghi che non stringano il corpo in modo da poter eseguire ogni asana con la mobilità necessaria.

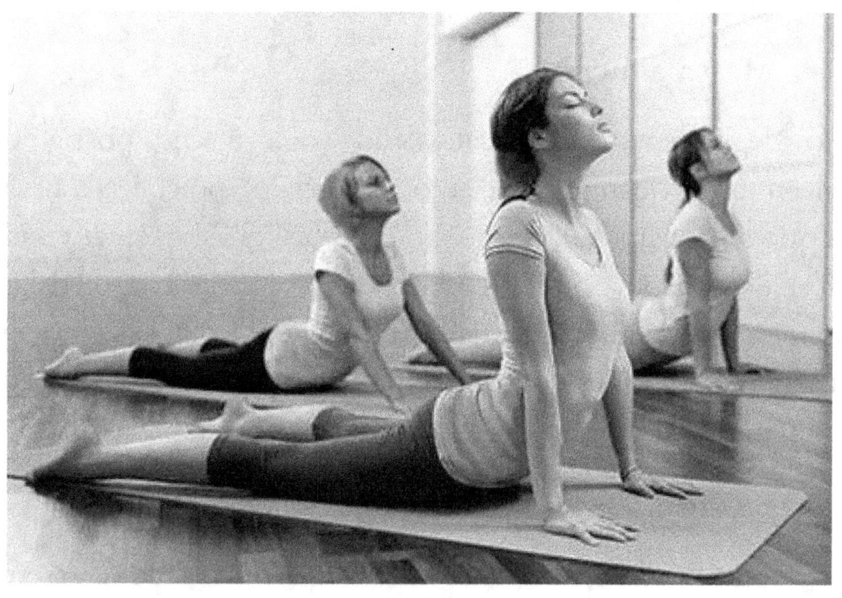

L'albero

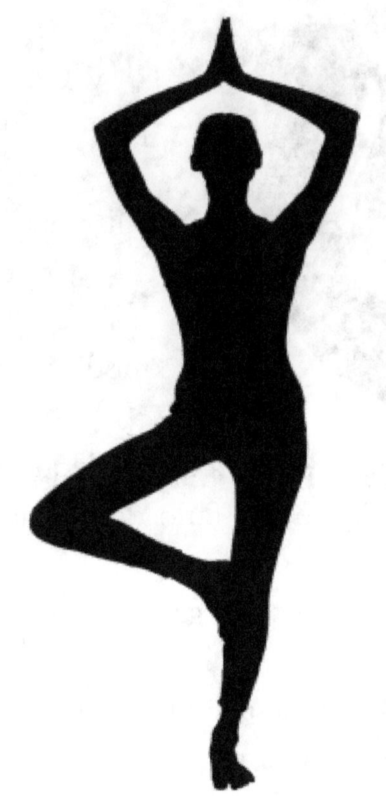

L'albero è uno degli asana più facili da eseguire e ti aiuta a connetterti rapidamente con il tuo equilibrio mentale e corporeo; dovrai seguire questi passaggi:
Stai con le gambe dritte, la schiena dritta e allarga leggermente le gambe.
Posiziona i palmi delle mani sopra la testa, con i gomiti piegati. Se lo trovi difficile, puoi iniziare unendo i palmi delle mani davanti al petto.
In questa posizione alzeremo la gamba destra e appoggeremo la pianta del piede sulla coscia opposta.
Manteniamo questa posizione per 30 secondi e cambiamo gamba.

Il cobra

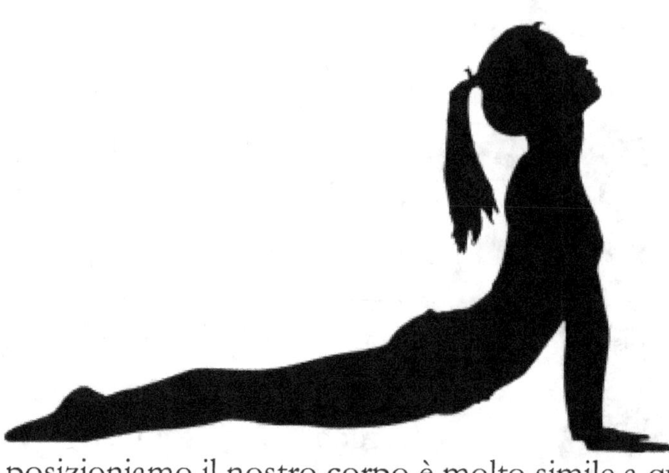

Questa postura è stata chiamata "Il Cobra" perché il modo in cui posizioniamo il nostro corpo è molto simile a quello di questo animale. È un asana anche semplice e per farlo devi seguire questi passaggi:

Sdraiati sul tappetino, a faccia in giù, con le gambe distese e unite.

Allunga anche le braccia, appoggiando le mani sul pavimento e allunga completamente il busto all'indietro.

Dovresti assicurarti che le spalle siano rilassate e che il mento sia sollevato in modo che punti leggermente verso l'alto.

Dovresti mantenere questa posizione per 30 secondi, riposarti e ripeterla per altri 30 secondi.

Posa dell'Aquila

Questa posizione conosciuta come "Posizione dell'Aquila", è un po' più complessa di quelle che abbiamo indicato in precedenza ma che è ideale anche per connettersi con il proprio "io" interiore. Per farlo dovrai seguire questo passo dopo passo:

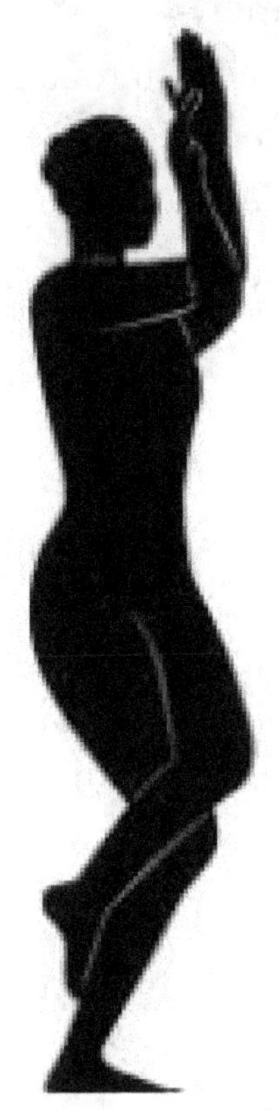

Per eseguire questa postura devi alzarti in piedi e piegare leggermente entrambe le gambe, come se stessi facendo uno squat. In questa posizione, devi piegare la gamba destra sopra la sinistra e assicurarti che la caviglia destra raggiunga il polpaccio sinistro. Porta le braccia parallele davanti a te e incrociale mettendo il braccio destro sopra quello sinistro. Se il piede d'appoggio è il destro, il braccio più in alto dovrebbe essere il destro Piega le braccia e alza gli avambracci in alto, perpendicolarmente al pavimento: in sostanza, il dorso delle mani deve essere uno di fronte all'altro. Dovresti intrecciare le mani fino a unire i palmi. Ma se non riesci non è importante, non devi sforzarti. Mantieni questa posizione per 30 secondi e cambia gamba.

La tenaglia

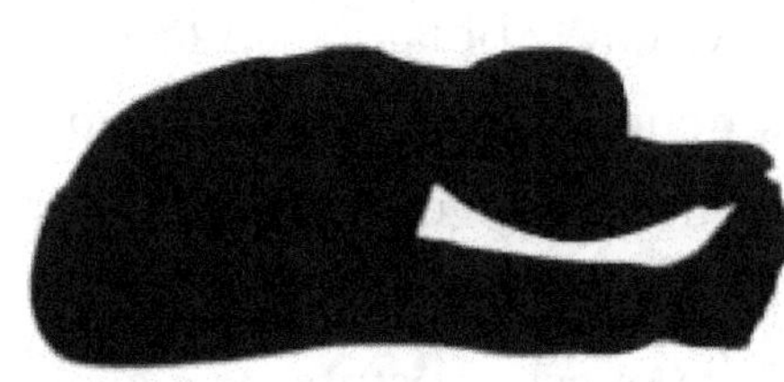

Per farlo, dovrai seguire questi passaggi:
Siediti sul tappetino con la schiena dritta e allunga le gambe in avanti. Devono stare insieme.
Ora dovresti piegare delicatamente il busto e portare le mani prima sulle cosce, poi sulle caviglie e infine sulle piante dei piedi (se puoi, altrimenti allungati il più possibile).
Lascia cadere la testa tra le braccia, rilassandosi e respirando profondamente.

Il cane

Continuiamo con un altro esercizio perfetto per lo yoga. Questa è l'asana chiamata "cane " e per la quale avrai bisogno di equilibrio e di

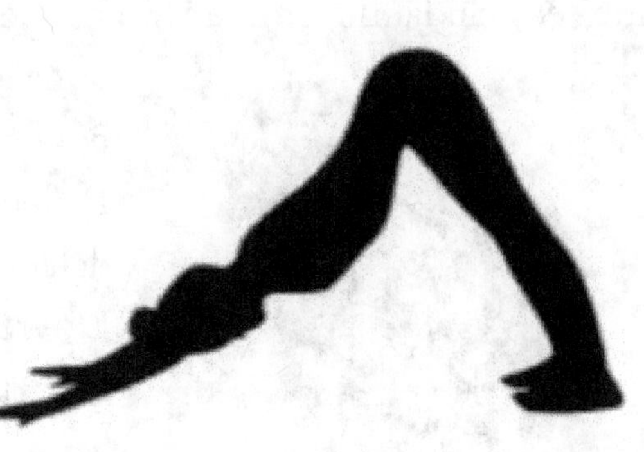

raggiungere la massima concentrazione. È necessario seguire questi passaggi:

Mettiti su un tappetino e abbassa lentamente il corpo finché i palmi delle mani non appoggiano sul pavimento. Le braccia devono essere completamente tese.

Ora dovrai piegarti sul pavimento, allungando le gambe e creando così una forma a V con il tuo corpo.

Mantieni il corpo completamente allungato, sentendo che tutti i muscoli si allungano. trattieni 10 respiri, riposa e ripeti ancora una volta; Se vedi che non ci riesci, fai 4 o 5 respiri.

Posa della cicogna

Infine, concludiamo con un asana perfetta per tonificare la 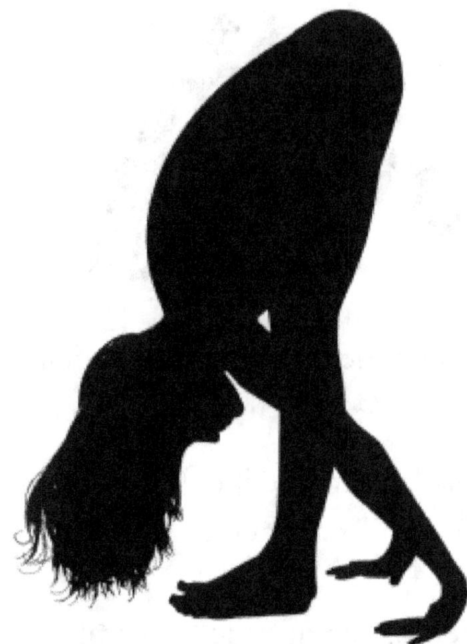 zona addominale e pelvica. È conosciuta come Padahasthasana o "la postura della cicogna".

Dovresti stare in piedi sul tappetino da yoga, con le gambe leggermente divaricate e dritte.

Ora dovresti abbassare lentamente il busto verso il pavimento, sentendo i muscoli della schiena e delle gambe allungarsi.

Quando raggiungi il suolo, dovresti rimanere in questa posizione per 20 secondi respirando profondamente.

Successivamente, recupera la posizione iniziale alzandoti a poco a poco, riposa e ripeti questo esercizio ancora una volta.

Capitolo 12

Praticare la meditazione

Iniziare a meditare è una decisione che migliorerà il tuo benessere, poiché può aiutarti in processi come il rilassamento, l'aumento della consapevolezza, la focalizzazione dell'attenzione, e molti altri benefici. Sono tecniche progettate per generare un cambiamento di coscienza, soddisfazione e tranquillità in ogni ambito della tua vita.

Alcuni fatti chiave che dovresti sapere sulla meditazione sono:

Esistono vari tipi di meditazione;

Il contributo che la meditazione ha sulla salute è scientificamente provato.

La meditazione è praticata nelle culture di tutto il mondo da migliaia di anni; religioni come il Buddismo, l'Induismo, il Cristianesimo, l'Ebraismo e l'Islam hanno una tradizione nell'uso di pratiche meditative.

Viene utilizzato per scopi religiosi ma anche per scopi terapeutici, mentali, psicologici e altri.

Esistono tecniche semplici con cui puoi iniziare, nonché concetti abbastanza semplici da usare, che ti spiegheremo.

Imparare a meditare richiede tecniche che rendono la pratica un esercizio molto piacevole. Se vuoi meditare per curare la tua ansia, focalizzare la tua attenzione, calmare i tuoi pensieri e avere benessere nella tua vita ma sei un principiante, prova a praticare almeno cinque minuti al giorno e aumenta quando ti senti più sicuro.

Prova le seguenti tecniche di meditazione per principianti:

- **Sii consapevole del tuo respiro**

La meditazione consapevole propone la respirazione come uno dei suoi pilastri; questa tecnica è la più comune e basilare per lo sviluppo di una pratica meditativa. Se vuoi farlo con successo, la respirazione consapevole è essenziale. Se sei un principiante, ti consigliamo di iniziare con questa, poiché è facile da imparare e ti aiuterà a concentrarti rapidamente.

Quando inizi a meditare, potresti renderti conto che la tua mente ha mille pensieri ogni ora e nonostante tu faccia esercizi di respirazione, non riesci a concentrarti facilmente. Questa è una situazione normale che migliorerà con molta pratica.

- **Metti le mani sul petto, sul cuore**
- **Chiudi gli occhi**
- **Inspira ed espira per 10 secondi**
- **Senti come il tuo respiro viaggia attraverso i polmoni e come il tuo petto si alza e si abbassa mentre respiri**
- **Mentre espiri, lascia uscire l'aria attraverso la bocca**
- **Ripeti quante volte ritieni necessario.**

Prestare attenzione solo al respiro è la migliore tecnica di meditazione per principianti e l'esercizio giusto per meditare a casa, in ufficio, sui mezzi pubblici o ovunque ti aiuterà a calmare la mente e, col tempo, noterai la differenza. Non importa se ti distrai durante la pratica, torna a farlo, la respirazione consapevole è un modo rapido per portare la tua attenzione al solo atto della respirazione, che ti permetterà di rilassarti e liberare la mente con la meditazione.

- **Applica la meditazione sonora**

La domanda su quale sia il modo migliore per meditare è comune e ci sono diverse risposte. Esistono molte tecniche che puoi utilizzare nella meditazione per principianti a seconda dei tuoi gusti e di ciò che è più facile per te. Pertanto, se vuoi meditare per iniziare la giornata con uno scopo, ti manca solo un "clic" per farlo.

Scegli la musica con cui vuoi iniziare la tua meditazione, quella che ti permette di immergerti nei suoni. Si consiglia musica naturale, ambient, rilassante e preferibilmente strumentale per evitare distrazioni. Come farlo? Chiudi gli occhi e ascolta attentamente; ad esempio, ogni uccellino che canta, come cade l'acqua o come gli alberi muovono i rami, concentrati sulla musica e ti aiuterà a creare uno stato d'animo armonioso, man mano che la praticherai noterai come sei più consapevole di quelli suoni che ometti durante la giornata a causa di una mente occupata dai pensieri.

- **Medita camminando consapevolmente**

Nella meditazione per principianti, la camminata consapevole o la meditazione camminata è una delle pratiche meditative più comuni. Se vuoi iniziare questa pratica, ti consigliamo di svolgerla in luoghi tranquilli e senza molti stimoli, in questo modo potrai svolgere il tuo compito senza problemi. Camminare è una delle attività più comuni nella vita umana quotidiana, quindi questa tecnica di meditazione ti sarà molto facile.

Per iniziare, ti consigliamo di provare la "meditazione camminata" per una o due settimane e poi aggiungere una pratica regolare di meditazione seduta, magari con la tecnica della respirazione. Impara ad alternare entrambi i tipi di meditazione secondo le tue possibilità.

La meditazione camminata è semplicemente camminare consapevolmente, alcuni modi per farlo sono:

- **Conta i tuoi passi, proprio come conti il tuo respiro nella prima tecnica**
- **Cammina prestando attenzione a ciò che ti circonda**
- **Cammina attraverso un parco scoprendo un sentiero connettendosi con la terra**
- **Prestare attenzione al proprio corpo, alla natura, al proprio respiro**
- **Prova a seguire i tuoi passi, come il tuo piede si solleva da terra, fletti la gamba e poi dondolala, cammina lentamente e se puoi sincronizza ogni passo con il tuo respiro**
- **Scansiona il tuo corpo durante la meditazione**

La consapevolezza è fondamentale nella meditazione per principianti e rappresenta uno degli aspetti più importanti all'interno della pratica. La consapevolezza cerca di metterti in contatto con tutto il tuo corpo e di essere consapevole di tutte le sensazioni in momenti specifici.

Se l'arte della meditazione viene utilizzata bene ti aiuterà a prendere coscienza del calore, del dolore, della felicità, della stanchezza e di tutte le sensazioni che il tuo corpo e la tua mente possono percepire.

Se vuoi iniziare a meditare scansionando il tuo corpo e rendendoti conto di ciò che accade al suo interno, sappi che questa scansione effettuata attraverso la piena attenzione ti porterà a prendere coscienza di possibili mancanze, malesseri e tensioni a cui non sempre presti attenzione. Può aiutarti anche ad addormentarti o a riposare meglio.

Puoi farlo nel modo seguente:

- **Mettiti comodo, preferibilmente con gli occhi chiusi, si può stare seduti o sdraiati, l'importante è stare comodo.**

- **Respira profondamente alcune volte, inspira ed espira lentamente, senti il petto e l'addome contrarsi e concentrati su quel movimento.**

- **Mentre respiri, porta la tua attenzione ai tuoi piedi e nota come si sentono attualmente, ad esempio, se sono stanchi o doloranti, puoi iniziare dalla testa ai piedi o dai piedi alla testa.**

Identifica ciò che sente ogni parte del tuo corpo, scansiona ogni area nella direzione che hai scelto, se senti dolore o una sensazione di disagio focalizza la tua attenzione su di essa, poi continua con l'intero corpo, questo ti aiuterà a rilasciare ogni tensione che senti.

- **Applica la meditazione amorevole**

La tecnica della gentilezza amorevole è importante nella meditazione per principianti, poiché è molto facile da eseguire e genera molta consapevolezza nella pratica, si tratta di "aprire il tuo cuore" e coltivare amore e compassione per te stesso e gli altri.

Come si fa:

- **Crea un'immagine della persona nella tua mente**
- **Genera sentimenti d'amore**
- **Immagina di inviare questi sentimenti a quella persona e visualizza come l'amore cresce dentro di te, e poi trasferisci tutto ciò che di positivo hai creato alle persone che hai scelto**
- **Invia pensieri o auguri positivi a te stesso e agli altri, questo significa che il solo pensare a ciò che desideri per gli altri è sufficiente per coltivare la gentilezza amorevole. Se hai difficoltà a pensare a parole specifiche per gli altri o per te stesso, inizia con i mantra e dedica tre minuti a ciascuno di essi.**

In una seconda fase, prova a immaginare scenari meravigliosi per instillare amore e pace dentro di te.

L'ordine in cui dovresti inviare questo amore attraverso i tuoi pensieri è prima a te stesso, poi a qualcuno che rispetti o che ami profondamente, che sia un amico o un familiare, qualcuno meno intimo o per il quale non provi sentimenti particolari, e infine, porta i tuoi sentimenti positivi a tutti gli esseri del mondo.

Un aspetto cruciale di cui devi occuparti è mantenere una postura comoda durante la meditazione, poiché se ti senti calmo durante la sessione potrai concentrarti più facilmente. Sono tante le varianti che puoi mettere in pratica, se non ti senti a tuo agio con la posizione delle gambe incrociate prova le seguenti opzioni:

- **Seduto**

Siediti su una sedia comoda, puoi posizionare un cuscino o un tessuto per renderlo più morbido, cerca di fare in modo che le gambe formino un angolo di 90°, senti i piedi a contatto con il pavimento a piedi nudi o indossa solo calzini, mantieni la schiena dritta, apri le braccia petto e rilassare molto bene le spalle, le mani e tutta l'espressione del viso.

- **In piedi**

Stai con la colonna vertebrale dritta e i piedi alla larghezza dei fianchi, muovi leggermente i piedi in modo che i talloni ruotino verso l'interno e le dita dei piedi siano rivolte verso l'esterno.
Stai leggermente in diagonale verso l'esterno, poi piega leggermente le ginocchia, apri il petto, rilassa le mani e l'espressione del viso, lascia che l'energia fluisca ad ogni respiro.

- **Postura in ginocchio o seiza**

Posiziona un panno o un tappetino da yoga sul pavimento, quindi metti un cuscino o dei blocchi da yoga tra i talloni e siediti sopra con le gambe piegate, assicurati che la colonna vertebrale sia dritta, il petto sia aperto e le spalle e le braccia siano completamente sciolte e rilassate. Questa posizione ha la qualità di essere molto comoda e di permetterti di sederti sul pavimento.

Praticare tutti i modi per meditare ti aiuterà a scegliere quello più adatto a te. Alcuni consigli per meditare correttamente, indipendentemente dalla tecnica scelta, sono:

- **Scegli un posto tranquillo e privo di distrazioni. Se vuoi farlo con la musica, ricordati di selezionare musica tranquilla**
- **Stabilisci un tempo minimo per meditare. Se sei un principiante, inizia con 5 o 10 minuti**
- **Medita in un luogo e in una posizione comoda, presta attenzione al tuo corpo e a come si comporta le prime volte, questo ti aiuterà a trovare il modo migliore per meditare, seduto, sdraiato o camminando**
- **Concentrati sul tuo respiro e senti il petto e la pancia alzarsi e abbassarsi con il ritmo della tua inspirazione ed espirazione.**
- **Osserva i tuoi pensieri e non giudicare mai se ne hai molti o non riesci a concentrarti, se è così, lasciali fluire.**

Lo scopo della meditazione non è quello di schiarire la mente, poiché inevitabilmente divagherà, quindi, per "non pensarci" focalizza la tua attenzione su un oggetto, sul tuo corpo o sul tuo respiro.

- **Impara a meditare con il potere dei mantra.**

I mantra sono esercizi di ripetizione di parole o suoni che supportano la nostra meditazione. Nel Buddismo vengono utilizzati per aumentare la nostra attenzione e concentrazione. La parola "mantra" in sanscrito significa:

Man = Uomo/Mente

Tra = Trasporto/Veicolo

Ecco perché si può dire che i mantra sono un "veicolo della mente" perché in essi viaggia la nostra attenzione, si ritiene che abbiano poteri psicologici e spirituali, poiché sono un potente strumento che ci permette di raggiungere un profondo stato di benessere.

Uno degli scopi principali dei mantra è riuscire a chiudere gli occhi sul mondo esterno, quindi ci aiutano a liberare i pensieri che saturano la nostra mente durante il giorno. Concentrandoci sulle parole o sulle frasi che ripetiamo, tutti gli altri pensieri scompaiono.

Scegliere il mantra giusto sarà molto importante, perché dietro ognuno troverai un'idea o un concetto che ti permetterà di vedere le cose in modo diverso.

Hai mai guardato le stelle, il tramonto o il fuoco con totale presenza? Osservando tutti i dettagli, rimarresti sorpreso di sapere che durante questi momenti il tuo cervello è in uno stato molto simile a quello della meditazione, completamente assorbito nel momento presente.

Tuttavia, devi procedere a poco a poco, se trovi difficile meditare, lascia che la tua pratica si integri progressivamente in modo naturale. Inizia con sessioni da 10 a 15 minuti e aumenta man mano che ti senti pronto. Segui questi suggerimenti se si verifica uno dei seguenti problemi:

- **Hai difficoltà a concentrarti**

È un problema molto comune quando mediti, non forzarlo, ricorda che una parte del cervello è fatta per pensare e trovare soluzioni, è anche normale che tu abbia più giorni più complicati e altri più tranquilli. Un metodo semplice per calmare la mente è contare il numero di volte in cui respiri, per farlo usa la respirazione anapanasati o percepisci le sensazioni del tuo corpo attraverso i tuoi sensi.

- **Ti viene sonno quando mediti**

Generalmente la meditazione si pratica in spazi molto confortevoli e che potrebbero provocare sonnolenza, per evitare questo, tieni la schiena dritta, solleva un po' il mento, contrai i muscoli addominali e torna a sederti. Questo ti aiuterà a iniettare un po' di energia nella tua meditazione.

- **Non trovi il tempo per esercitarti**

Si consiglia di dedicare del tempo all'inizio o a fine giornata, cerca di avere almeno uno spazio da 5 a 15 minuti. Se scegli di farlo all'inizio della giornata, potrai concentrare le tue energie sui sentimenti positivi e svolgere meglio i tuoi compiti; Al contrario, se scegli di meditare di notte, le emozioni e le sensazioni della giornata si schiariranno prima di riposarti, il che ti aiuterà ad avere un maggiore benessere e a liberarti dai pensieri. Regalati quel momento, mancano solo 5 o 15 minuti per iniziare.

- **Trovi difficile rilassarti**

A volte può sembrare difficile meditare in una giornata frenetica, non giudicarti e non sforzarti di riuscirci facilmente, prenditi un momento per fare di questa sensazione il tuo oggetto di meditazione. Non accusarti.

Ricorda che il modo corretto per meditare è determinato da te, quindi prova cose diverse e nota quali funzionano meglio per te e perché, l'importante è che ti senti a tuo agio con la tua pratica.

Infine, vorrei dire che l'abitudine alla meditazione ha molteplici benefici ma questi sono davvero tangibili quando la integri nella tua vita. Provalo e vedrai come gli strumenti che abbiamo visto ti potranno aiutare, sperimenta tu stesso i benefici.

Ricorda che nella meditazione è la pratica che ci rende perfetti.

Capitolo 13

L'importanza della consapevolezza per vivere bene

Ho inserito questo capitolo a fronte di una chiacchierata con un mio amico e psicologo. La discussione è stata mossa dal fatto che personalmente, un giorno mi sono dovuto fermare per capire bene se fossi o meno consapevole e come potessi testare la mia posizione all'interno di questo aspetto. La domanda che mi sono posto è stata accompagnata da un altro quesito ossia se essere consapevoli può essere un elemento di maggior longevità.

La consapevolezza emotiva è la capacità di percepire le proprie emozioni, cioè la conoscenza di sé e di ciò che proviamo. Conoscere e controllare le emozioni è essenziale per poter condurre una vita soddisfacente. Se ignorassimo le nostre emozioni, prenderemmo continuamente decisioni sbagliate, da qui l'importanza di riconoscerle e quindi gestirle in modo appropriato.

Molte volte le persone che soffrono di problemi emotivi cercano di reprimere questi sentimenti e i pensieri associati, il che può impedire loro di affrontare il problema sul momento, ma a lungo termine può portare a una sensazione di blocco emotivo. Pertanto, è importante rilevare queste emozioni, capire cosa vogliono dirci, comprenderle, per agire di conseguenza.

Le emozioni sono uno strumento che ci aiuta a rispondere in modo adeguato all'ambiente, a patto di non interpretarle in modo errato, a causa di convinzioni irrazionali o di un disturbo psicologico.

Esiste un'ampia varietà di emozioni e ciascuna di esse può variare di intensità a seconda di ciò che la provoca. Sapere da dove provengono e cosa vogliono trasmetterci è la chiave per rispondere adeguatamente all'ambiente e prendere decisioni migliori.

Se abbiamo maggiore consapevolezza delle nostre emozioni, saremo in grado di difenderci meglio da ciò che non ci piace, cioè di rispondere in modo assertivo invece di reprimerci o lasciarci andare, con conseguenti danni alla nostra salute, alla qualità della vita o all'auto-consapevolezza.

Introspezione, conoscenza di sé, regolazione emotiva, ecc. sono concetti che probabilmente avrai sentito tante volte, ma a volte non è molto chiaro a cosa si riferiscano esattamente. Tutti si riferiscono al conoscere meglio te stesso, per sapere, ad esempio, cosa vuoi e cosa non vuoi nella tua vita.

Di seguito descrivo brevemente i tre concetti fondamentali che compongono la consapevolezza emotiva:

- **Conoscenza di sé**

La conoscenza di sé è la capacità di essere introspettivi, di conoscere se stessi e quindi di vedere le somiglianze e le differenze che si hanno rispetto ad altri individui.

La conoscenza di sé è anche la capacità di identificare il nostro stato emotivo: sapere se sono arrabbiato o malinconico, rabbioso o geloso, deluso o triste.

Ogni emozione ha una funzione diversa, quindi distinguere alcune emozioni da altre ci aiuterà a prendere le giuste decisioni in risposta all'ambiente.

- **Autoregolamentazione**

L'autoregolazione è la capacità di controllare le proprie emozioni. Una volta individuati i nostri sentimenti, dobbiamo gestirli in modo appropriato.

Riflettere su uno stato emotivo non è sempre facile, ma pensare allo stato emotivo in cui ci troviamo può aiutarci a generare diverse alternative per controllare la nostra reazione.

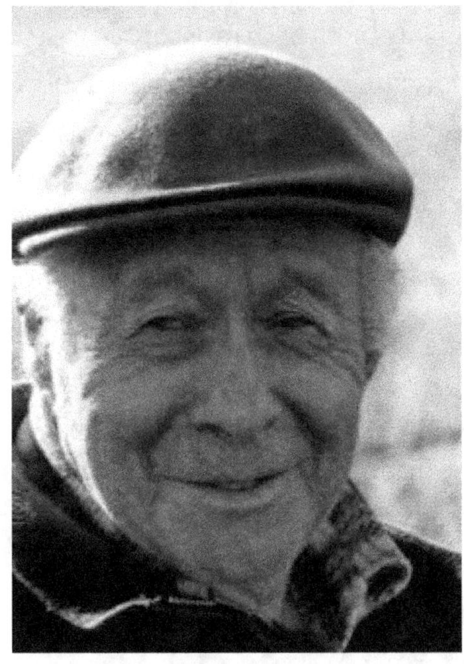

In una situazione stressante, ma nella quale non corriamo gravi pericoli, se agiamo come se stessimo per morire, la nostra risposta sarà sicuramente sproporzionata e inefficace.

- **Auto motivazione**

L'auto motivazione è la capacità di motivare se stessi. Quando sei costante e metti tutti i tuoi sforzi per raggiungere qualcosa, senza che nessuno ti obblighi o ti ricompensi per questo, stai usando l'auto motivazione. Per sviluppare questa capacità dobbiamo imparare a fissare obiettivi a breve, medio e lungo termine.

Un obiettivo non è un desiderio: nell'obiettivo lavoriamo per realizzare qualcosa che è possibile e che non dipende dal caso o dalla fortuna, ma dalla nostra attività e fatica.

Se non siamo consapevoli del motivo per cui facciamo ciò che facciamo, sarà difficile per noi essere coerenti nel nostro compito e potremmo perdere la motivazione non trovando significato in ciò che stiamo facendo. Da qui l'importanza di fissare obiettivi non solo a lungo termine.

• **Autocoscienza**

La consapevolezza di sé è essenziale per rispondere adeguatamente alle richieste dell'ambiente. Conoscere i nostri punti di forza e di debolezza ci aiuterà a sapere quando abbiamo bisogno di aiuto e quando no e, cosa più importante, ci aiuterà a stabilire obiettivi realistici e a prendere decisioni migliori.

Se non conosciamo veramente noi stessi, se sopravvalutiamo o sottovalutiamo noi stessi, o se non adattiamo i nostri obiettivi alle nostre capacità, saremo troppo ambiziosi (il che può portare a continui fallimenti o perdite) o saremo troppo conformisti (mancanti qualsiasi opportunità di miglioramento professionale o personale o creativo).

Essere consapevoli di sé implica realizzare chi sono, come mi relaziono con il mio ambiente e perché faccio quello che faccio, permettendomi di accettarmi.

La consapevolezza è il processo continuo di monitoraggio delle esperienze attuali, cioè di tutto ciò che sta accadendo in questo momento, senza distrazioni dovute a pensieri del passato o del futuro. Consapevole di se stessa e della propria vita, una persona diventa capace non solo di trarre benefici pratici da ogni momento vissuto, ma anche di trovare una connessione tra tutti gli eventi che si sono verificati e si verificano, di comprendere lo scopo della propria vita, di prendere una decisione informata in modo consapevole.

Quindi, una persona che conduce una vita consapevole è capace di:

- **Uscire dal circolo dei problemi e degli errori che portano sempre allo stesso risultato e portano via tempo prezioso**

- **Riconoscere le paure e le cause dei problemi, superare gli ostacoli e cambiare le convinzioni che hanno un impatto distruttivo sulla vita**

- **Diventare più saggio, aumentare l'autostima ed eliminare le dipendenze**

- **Allontanarsi dalla dualità di pensiero e azioni, assumendo una personalità più olistica che considera l'individuo come un insieme integrato di diverse dimensioni o aspetti, anziché come una somma di singoli tratti o caratteristiche isolati. In altre parole, la personalità olistica prende in considerazione la totalità dell'individuo, comprese le sue dimensioni fisiche, emotive, sociali, spirituali e cognitive.**

- **Acquisire fiducia in se stessi e nei propri punti di forza il che aumenta la forza di volontà e la fiducia nel successo**

- **Imparare a lavorare con il proprio subconscio**

- **Imparare a vivere in armonia con se stessi e con il mondo**

È ovvio che lo sviluppo della coscienza nella vita di tutti i giorni è un'abilità estremamente utile ed efficace, il cui effetto benefico si riflette non solo nel cambiamento della qualità della vita esterna, ma anche nello sviluppo e nell'arricchimento del mondo interiore. Ma cosa devi fare per iniziare a condurre una vita più consapevole? Esistono diverse strategie efficaci per questo.

Chiunque sia arrivato a capire che ha bisogno di sviluppare la propria coscienza nella vita, deve prima determinare esattamente da dove iniziare a lavorare su se stesso. Non dovresti cercare di comprendere immediatamente tutte le basi di questo processo, perché potrebbe essere un onere eccessivo. Questo deve essere affrontato gradualmente. Si può anche accoppiare il processo di sviluppo della consapevolezza con il processo di promozione delle qualità fisiche. L'obiettivo principale qui sarà quello di aumentare la consapevolezza generale.

- **Pratica della respirazione corretta**

La respirazione è la base della vita e la prima cosa è imparare a seguire questo processo. Sforzarsi di controllare costantemente il proprio respiro in qualsiasi luogo o tempo, con qualsiasi persona, durante l'esecuzione di qualsiasi azione, prestando attenzione a come si respira. La respirazione è un fatto cosi scontato che spesso e quasi sempre ci si dimentica di quanto sia importante. Riuscire a respirare bene e come lo si desidera può essere un buon elemento di partenza per sviluppare la propria consapevolezza.

- **Chiediti quali sono le sensazioni nel tuo corpo e cosa le provoca**

Le sensazioni ci accompagnano in ogni momento. Stabilisci una regola per esserne consapevole durante tutta la giornata. Presta attenzione allo stato di ogni parte muscolare del tuo corpo, a ciò che lo fa sentire a proprio agio o a disagio, poiché è interconnesso con gli eventi che si verificano durante la giornata. Col tempo potrai vedere che qualsiasi situazione, stato d'animo, emozione negativa o positiva, tutto questo si riflette nel corpo sotto forma di sensazioni.

- **Chiediti quali emozioni prevalgono in te e perché**

Le emozioni, come le sensazioni, sono compagne invariabili della vita. Consapevolezza significa controllare le emozioni e il controllo ha a che fare con la regolazione. Ogni volta che sorge un'emozione o un'altra, osservala e basta. Senza fare alcuna valutazione, cercando di guardarli dall'esterno. Più sei imparziale con le tue emozioni, più stabile sarà la tua condizione e più velocemente imparerai a neutralizzare il negativo se si verifica

- **Chiediti cosa stai pensando**

I pensieri sono più difficili da osservare, ma questa è la parte più efficace della pratica. Il fatto è che la mente è costantemente assorbita dal dialogo interno che ognuno porta con sé e se ci fai caso noterai quanto sei profondamente costantemente immerso in nuovi pensieri. Più i pensieri vengono ricordati, più vengono sottomessi al proprio controllo.

Queste quattro componenti sono la base per lo sviluppo della consapevolezza. Sono quattro semplici azioni che fanno parte di un catalogo di azioni molto più ampio ma da qualche parte bisogna partire magari esercitandoti inizialmente, almeno in piccola misura, per 1-2 mesi e solo successivamente passare a metodi più specifici. Tieni presente che osservare il respiro, le sensazioni, le emozioni e i pensieri è un processo piuttosto complicato, perché molto probabilmente all'inizio ci saranno continuamente distrazioni e te ne dimenticherai. Ma con la pratica, questa abilità si svilupperà e diventerà più facile agire. Se sei diligente, può aiutarti a monitorare tutti gli stati e le manifestazioni che attraverserai nel tempo il che significa che sarai costantemente attento con te stesso e che ti stai allungando la vita.

Riassumo qui quali sono i vari tipi di consapevolezza

- **Consapevolezza dei valori**

Decidere su ideali, valori e credenze personali. E nella vita di tutti i giorni lasciati guidare solo da loro.

- **Consapevolezza della realtà**

Sempre e ovunque sforzarsi di raggiungere la completa percezione e comprensione di ciò che sta accadendo nell'ambiente e dentro di sé.

- **Consapevolezza del parlato**

Osservare attentamente tutto ciò che dicono gli altri e ciò che dici tu stesso, pensando alle parole che verranno dette ed essendo un ascoltatore attento.

- **Consapevolezza dei movimenti**

Provare a sentire qualsiasi movimento, seguito dalle sensazioni nel corpo e senza precipitarsi nelle azioni. Se sei abituato a fare qualcosa velocemente o meccanicamente, fai il contrario: lentamente e attento alle eventuali contrazioni muscolari.

- **Consapevolezza delle azioni**

Prima di compiere qualsiasi azione, considera i possibili risultati da diversi punti di vista e posizioni di percezione, esamina non solo desideri e bisogni, ma anche chi ti circonda.

- **Consapevolezza dell'attività**

Dedizione alla migliore realizzazione di tutto, qualunque cosa si intraprenda. Realizzare al massimo livello anche il più piccolo dettaglio. Organizzazione di azioni complesse in più componenti.

- **Consapevolezza della vita**

All'inizio di ogni giornata, pensa al tuo programma, monitoralo mantenendo il controllo del tempo personale, facendo attenzione alle persone e alle cose non necessarie che occupano questo tempo.

Non aggiungo altro poiché l'argomento potrebbe portarci fuori strada, ma sicuramente non è stato così irrilevante capire quanto la consapevolezza di noi stessi può aiutarci a vivere una vita migliore. Passiamo al prossimo capitolo.

"Sotto il vasto cielo,

la mente umana è la più grande delle meraviglie.

È un universo in sé, capace di creare,

immaginare e superare ogni sfida.

La vera grandezza risiede nella straordinaria capacità di

trasformare pensieri in azioni e sogni in realtà."

ChatGPT 3.5 - Artificial Intelligence

Capitolo 14

Come mantenere giovane la mente

Alcuni studi dimostrano che i pensieri negativi e lo stress cronico sono strettamente correlati al declino cognitivo. Questi dati mostrano che è fondamentale prendersi cura della salute del nostro cervello attraverso azioni o attività che aiutino a esercitare la mente e quindi a ottenere una migliore qualità della vita a lungo termine.

Azioni semplici come migliorare le relazioni sociali ed emotive, giocare a giochi mentali, eseguire esercizi di memorizzazione, continuare ad acquisire nuove conoscenze, disconnettersi di tanto in tanto, lavorare sulla concentrazione o scegliere alimenti che svolgono un ruolo protettivo nella salute del cervello possono contribuire in modo significativo, ritardare e persino prevenire il declino cognitivo associato all'invecchiamento.

Qualsiasi età è buona per esercitare il cervello. Tuttavia, prestare attenzione a questo aspetto è particolarmente importante durante l'età adulta. A partire dai 25 anni, il volume del cervello inizia a diminuire in modo naturale, il che provoca un progressivo declino di funzioni come l'agilità mentale, la memoria episodica o la capacità di ragionare. Pertanto, è importante adottare uno stile di vita che contribuisca a rafforzare la riserva cognitiva, soprattutto dopo i 50 anni.

Maggiore è questa riserva cognitiva, maggiore sarà la capacità del nostro cervello di compensare gli effetti dell'invecchiamento o di alcune alterazioni cerebrali.

Come i muscoli e il sistema scheletrico, anche il cervello ha bisogno di esercitarsi e rimanere attivo, soprattutto dopo una certa età. Dopotutto, il cervello è un organo che, se allenato e curato adeguatamente, sarà più agile e più in forma. Per raggiungere questo obiettivo, è fondamentale condurre uno stile di vita sano e mettere in pratica alcune attività che aiutano a sviluppare la nostra agilità mentale, migliorare la nostra concentrazione e potenziare la nostra capacità di prestare attenzione.

- **Rafforza le relazioni sociali ed emotive.**

Le relazioni sociali sono molto benefiche per la salute del cervello, poiché sono una forma di arricchimento intellettuale e comportano sfide cognitive attraverso la conversazione con altre persone, dovendo prestare attenzione a ciò che l'interlocutore ci dice e ricordare le informazioni rilevanti.

- **Disconnettiti di tanto in tanto.**

In questo modo attiveremo la cosiddetta "rete neurale predefinita", una parte del cervello essenziale per mantenere la memoria al cento per cento. Per coloro che hanno difficoltà a rilassarsi, si consiglia di praticare regolarmente meditazione, esercizi di rilassamento o yoga.

- **Esercita l'agilità attraverso giochi mentali.**

È un buon modo per migliorare il pensiero logico, fornisce un rinforzo extra per la stimolazione cerebrale e offre anche divertimento e intrattenimento. Tutto ciò favorisce lo sviluppo di nuove interconnessioni neuronali e svolge un ruolo protettivo contro il deterioramento cognitivo. Molte sono le attività che si possono mettere in pratica: scacchi, cruciverba, sudoku, giochi di domande e risposte, ricerche di parole, giochi di carte, ecc.

- **Esegui esercizi di memorizzazione.**

Mettendo in pratica questo tipo di attività possiamo esercitare il cervello e migliorare la capacità di trattenere le informazioni. Qualcosa di semplice come imparare una canzone, un numero di telefono, una lista della spesa o una poesia è un buon esercizio.

- **Acquisisci nuove conoscenze.**

L'apprendimento è considerato un aspetto fondamentale della plasticità neuronale, intesa come capacità del cervello di formare nuove connessioni nervose e mantenere agile la mente. Iscriversi ad un laboratorio d'arte, imparare a cucinare o ballare, oppure iniziare un corso di lingua sono alcune delle attività che si possono svolgere. In questo senso è molto utile anche cambiare abitudini o eseguirle diversamente (usare la mano sinistra per certi compiti, cambiare il percorso da fare per andare al lavoro, andare in un altro supermercato...).

- **Lavora sulla concentrazione.**

Per potenziare ulteriormente la memorizzazione e l'apprendimento è consigliato lavorare anche sulla concentrazione. Ci sono molti modi per incoraggiarlo. Una di queste è la cosiddetta tecnica del Pomodoro, che combina brevi periodi di concentrazione con pause intermittenti. Un'altra pratica molto utile è la consapevolezza, che aiuta a raggiungere uno stato di attenzione focalizzato su un pensiero o un sentimento.

- **Prendersi cura del riposo.**

Come indicato da molti studi godere di un riposo notturno di qualità protegge la salute del cervello, poiché durante il sonno vengono ripristinate le funzioni legate all'apprendimento, alla memoria o all'umore. Secondo questi esperti, i disturbi del sonno danneggiano le strutture cerebrali, causano deficit cognitivi e aumentano l'incidenza di disturbi legati al rischio vascolare.

- **Svolgere attività fisica in maniera regolare.**

Seguire uno stile di vita attivo che includa l'esercizio fisico regolare aumenta la frequenza cardiaca, che consente di pompare più ossigeno al cervello e facilita il rilascio da parte del corpo di migliaia di ormoni, creando un ambiente favorevole alla proliferazione delle cellule cerebrali.

- **Assumi alimenti che svolgono un ruolo protettivo contro l'invecchiamento cerebrale.**

Sono diversi gli alimenti particolarmente indicati per prendersi cura di questo organo: pesce azzurro, agrumi, verdure, cacao puro, cannella, avocado o noci. Allo stesso modo, è anche importante evitare l'eccesso di sale, zucchero e grassi trans.

Inoltre, sarà particolarmente importante:

- **Evitare il consumo di alcol e tabacco.**

Infine, è fondamentale mantenere la pressione arteriosa a livelli adeguati, soprattutto nelle fasce di età più anziane. Una pressione arteriosa sistolica pari o superiore a 130 mm Hg è un importante fattore di rischio che aumenta la possibilità di avere un ictus.

Capitolo 15

Abitudini per prendersi cura della mente e dello spirito

Scrivendo questo capitolo mi sono sentito scontato e ripetitivo. Volevo tagliarlo o eliminarlo ma poi qualcuno mi ha detto che una lista di consigli così definita poteva rappresentare un valore aggiunto alla vita di tutti, di seguito ho riportato la descrizione di azioni che molto spesso vengono descritte in modo troppo complesso.

Sentiamo spesso dire che l'equilibrio tra corpo, mente e spirito ci aiuta ad avere una vita più piena. Questi tre elementi fanno parte del nostro essere e sono legati tra loro. La salute non è solo l'assenza di malattie ma uno stato di benessere fisico mentale e sociale. Secondo l'Organizzazione Mondiale della Sanità (OMS) sapersi prendere cura di noi stessi è il primo passo per raggiungere il nostro benessere, vivere meglio e più a lungo.

"Avere un corpo sano e una mente attiva deve essere una abitudine"

Siamo creature abitudinarie. Viviamo di abitudini che creano i nostri atteggiamenti e i nostri pensieri. Sono quelle stesse abitudini che ci aiutano ad andare avanti o a limitare i nostri progressi. La qualità della nostra vita attuale, infatti, è un riflesso diretto di quelle abitudini quotidiane.
Le abitudini sono una parte innegabilmente potente e integrante della nostra psicologia comportamentale che

modella le nostre vite. Sono così importanti che uno studio ha stabilito che circa il 45% di tutto ciò che facciamo durante la giornata è dettato dalle nostre abitudini.

Dire addio alle nostre cattive abitudini e sostituirle con altre migliori non è facile. Richiede impegno, volontà e un desiderio profondamente radicato di superare le nostre tendenze apparentemente naturali a pensare, sentire, parlare e agire in determinati modi. Ci sono cattive abitudini che potrebbero limitarti? Le cattive abitudini possono ostacolare il nostro progresso e cambiarle non è facile. Tuttavia, è tutta una questione di impulso. Tutto si riduce a pochi passaggi che possono essere aumentati giorno dopo giorno per aiutarti a costruire il repertorio di abitudini che ti fanno ottenere ciò che il tuo cuore desidera.

Secondo una ricerca di Wendy Wood, professoressa di psicologia alla University of Southern California, i comportamenti automatici (preparare il caffè, leggere le notizie, giocare al telefono, leggere la posta elettronica) costituiscono quasi la metà delle attività quotidiane di una persona media. Facciamo quasi ogni giorno la stessa cosa nella stessa situazione e lo facciamo senza nemmeno pensarci.

Intenzionalmente o meno, hai passato un pezzo della tua vita a creare abitudini, spesso malsane. Come si possono cambiare?

Il cervello ha bisogno fino a tre mesi di ripetizione quotidiana per creare il circuito neurale che automatizza un comportamento. Ma il vantaggio più grande si ha durante il primo mese. Ecco perché è importante essere coerenti all'inizio e sforzarci di cambiare le nostre malsane abitudini dandoci un forte impulso di cambiamento soprattutto all'inizio.

Quindi persevera verso il cambiamento delle cattive abitudini poiché le abitudini che crei ora possono essere le abitudini che manterrai per tutta la vita.

Quali possono essere considerate delle buone abitudini?

Ci sono una grande vastità di buone abitudini e tra queste:

- **Concentrati su ciò che hai**

Passiamo molto tempo a riflettere sui nostri problemi, ma i problemi sono anche un segno di vita. L'unico momento in cui smettiamo di avere problemi è quando siamo sei metri sotto terra. E se vuoi smettere di concentrarti sui tuoi problemi, sii grato per quello che hai, problemi inclusi.

- **Alimenta la gratitudine**

Essere grati per quello che si ha è il percorso più sicuro verso la felicità e il successo, la gratitudine sposta il focus del modo in cui pensiamo da ciò che non abbiamo a ciò che abbiamo. Ciò che diamo per scontato è la naturale abbondanza dei piaceri e delle opportunità più semplici che ci vengono offerti.

- **Sorridere è una buona terapia**

Gli studi hanno confermato che le persone che sorridono sinceramente sono più felici. Questa è una delle migliori abitudini per permetterti di trovare la pace emotiva, mentale e spirituale, grazie al semplice atto di sorridere. La psicologia del nostro corpo detta la psicologia della nostra mente. Quando ci incurviamo o ci rimpiccioliamo, o manifestiamo qualsiasi espressione fisica di depressione e infelicità, la nostra mente capta i segnali e li attiva nel cervello. Tuttavia, quando cambiamo la nostra postura fisica, i nostri sentimenti fanno lo stesso.

- **Una buona giornata inizia con una colazione nutriente**

Una buona dose di energia apportata al nostro organismo sin dall'inizio della giornata, può servirci per essere più vitali ed attivi nelle ore successive. Di conseguenza sarà opportuno evitare pasti troppo pesanti la sera precedente.

- **Bevi tanta acqua**

L'acqua è importante per liberare il sistema dalle tossine e per mantenere bene le cellule del nostro corpo. E nel tempo, questa abitudine si tradurrà anche in altri effetti positivi come perdita di peso, riduzione dell'infiammazione e aumento di energia. C'è un video che mi è piaciuto molto e che spiega bene quanto l'acqua "aggiunta al nostro corpo" sia l'unico modo per depurarci.

- **Bevi acqua con limone**

Un'ottima abitudine che apporta enormi benefici alla nostra salute è bere un bicchiere d'acqua con limone ogni giorno. I limoni sono una fonte naturale di vitamina C, ma apportano anche altri benefici come il miglioramento della digestione e del sistema immunitario, nonché la pulizia e la reidratazione del corpo.

- **Fai quei 10.000 passi ogni giorno**

Molte persone hanno sentito parlare dei benefici di fare almeno 10.000 passi al giorno. Tuttavia, questa semplice abitudine è un ottimo modo per risolvere i nostri problemi sedentari. Parcheggia più lontano o prendi le scale ogni volta che puoi per aumentare il numero di passi giornalieri che fai.

- **Integratori con vitamine e minerali**

Trova un buon insieme di vitamine e minerali che puoi assumere ogni giorno. È facile ignorare questa abitudine, ma il benessere che proverai dopo averlo applicato quotidianamente per mesi è enorme. E quell'impatto può aiutarci a migliorare altre aree della nostra vita dandoci chiarezza mentale, emotiva e fisica.

- **Gestisci il tuo tempo così come gestisci i tuoi soldi**

Devi avere una gestione efficace del tuo tempo. Il modo in cui gestisci il poco tempo che hai a disposizione la dice lunga su ciò che puoi ottenere. E considerando che tutti abbiamo la stessa quantità di tempo in questo mondo, il modo in cui sfrutterai questa risorsa determinerà il tuo potenziale di successo. Trova un buon sistema per gestire il tuo tempo e implementalo. Questo non è così difficile, ma richiede uno sforzo consapevole e costante. Tuttavia, una volta che questa abitudine si sarà concretizzata nella tua routine quotidiana, potrai fare praticamente tutto e nessun obiettivo ti sembrerà troppo grande.

- **Obiettivi quotidiani**

La maggior parte delle persone ha degli obiettivi. Che sia personale o aziendale, ma ci stiamo tutti muovendo verso una direzione pianificata. Tuttavia, sebbene gli obiettivi a lungo termine ci diano la direzione, sono gli obiettivi quotidiani che ci consentono di creare spartiacque a breve termine che costruiscono il nostro successo. Gli obiettivi a lungo termine possono essere travolgenti e difficili, ma se implementi l'abitudine di seguire strategie quotidiane puoi superare le difficoltà associate agli obiettivi della vita e più grandi, concentrandoti su scenari a breve termine e azioni quotidiane. Ricorda il detto "Come si mangia un elefante? Si mangia un morso alla volta. "Quindi se tu vuoi risparmiare 2000 euro per un viaggio cerca un modo per risparmiare qualcosa ogni giorno. Se tu vuoi perdere 10 chili non cominciare eliminando tutti i dolci da casa, ma comincia con evitare il cucchiaino di zucchero nel caffe, quando sarà diventata un'abitudine inseriscine un'altra eliminando il cioccolatino del dopo pranzo e così via, con il tempo e la pratica otterrai il tuo risultato. Ricorda un passo alla volta.

- **Cerca ispirazione**

È difficile rimanere motivati per molto tempo. Quando nella vita accadono cose che ci scuotono o ci portano fuori rotta, ci scoraggiamo. Ma uno dei modi migliori per rimanere motivati è cercare l'ispirazione quotidiana. Leggi, guarda video e lasciati ispirare da altre persone che hanno realizzato i loro sogni. Anthony Robbins la chiama "la tua ora di potere", ma puoi investire tutto il tempo di cui hai bisogno. Ricorda ciò che la mente può pensare, può realizzarlo.

- **Risparmia costantemente e investi saggiamente**

Nessun elenco di abitudini è completo senza qualcuno che includa alcuni risparmi e investimenti. A volte dimentichiamo la necessità di risparmiare per il futuro perché siamo così concentrati nel vivere il momento. Ma non si tratta solo di risparmiare, bisogna anche investire il denaro risparmiato in modo intelligente. Maggiore è l'attenzione che presti a questo ora, maggiore sarà il successo finanziario che avrai in futuro. Dovresti anche assicurarti di avere almeno 6 mesi di reddito risparmiato per eventuali eventi imprevisti che potrebbero verificarsi.

- **Stabilisci un budget e monitora le tue spese**

Benjamin Franklin una volta disse: "Presta attenzione alle piccole spese, perché una piccola perdita può affondare l'intera nave". È molto facile ignorare le piccole spese, ma tendono ad accumularsi, soprattutto quando superiamo il budget. Assicurati di gestire tutte le tue spese. I soldi che risparmi su spese futili o inutili possono essere risparmiati per essere investiti in seguito. Non ignorare il futuro cercando di trarre vantaggio dal presente.

- **Non smettere mai di imparare**

Educati e impara qualcosa di nuovo ogni giorno. Impegnati ad apprendere e a migliorare la tua vita, sia che si tratti di acquisire nuove competenze o di migliorare quelle che già possiedi. Da una nuova lingua ai linguaggi di programmazione, concediti del tempo ogni giorno per imparare qualcosa.

Che tu decida di imparare qualcosa con un corso online, oppure tramite un audiolibro, oppure leggendo un articolo, oppure guardando un tutorial su YouTube, l'importanza di mettere in pratica questa abitudine è fondamentale. Trova qualcosa che valga la pena imparare e dedicaci un po' di tempo ogni giorno.

- **Organizza tutto**

Concediti del tempo per riordinare la casa e l'ufficio e fai qualcosa ogni giorno per rafforzare questa abitudine. Inizia da un cassetto e organizzalo, oppure da un angolo della tua casa, o da un semplice mobiletto del tuo ufficio. L'importanza di questa abitudine è stata evidenziata da uno studio del Journal of Neuroscience intitolato: "Interactions of top-down and bottom-up meccanicas in the human visual cortex".

- **Alzati presto**

Mentre il mondo dorme, le prime ore del mattino sono un momento di riflessione e produttività, che ti consente di concentrarti completamente sui tuoi obiettivi a lungo termine. Chi vuole davvero avere successo sa che alzarsi presto è importante. Se non sei una persona mattiniera, apporta modifiche graduali alla tua routine per alzarti sempre prima. Inizia impostando la sveglia 15 minuti prima per una settimana, e la settimana successiva la imposti altri 15 minuti prima e, senza rendertene conto, ti sveglierai fino a due ore prima di quanto eri abituato.

- **Sii generoso con il tuo tempo e denaro**

Nelle nostre vite super impegnate, è normale che ci dimentichiamo degli altri. Smettiamo di contribuire con qualcosa di valore ai nostri simili. E questo non ha nulla a che fare con la donazione di denaro, ma con il contributo del proprio tempo, che è molto più prezioso del denaro, cambiando la propria prospettiva da uno stato di carenza a uno stato di abbondanza. Tendiamo a trascorrere molto tempo nella nostra vita preoccupati e ansiosi. Ma quando metti in pratica l'abitudine di contribuire agli altri, puoi facilmente alleviare le tue preoccupazioni personali, e anche i tuoi problemi, realizzando la necessità di aiutare gli altri.

- **Fai crescere la tua rete di contatti**

Cerca di conoscere persone nuove. Arricchisci la tua vita con persone diverse da te: tutti possono insegnarti qualcosa.

- **Affronta le tue paure**

Passiamo troppo tempo immersi nel mondo. Quegli scenari devastanti si manifestano nelle nostre menti in qualsiasi momento. Siamo così preoccupati e nervosi per il futuro che dimentichiamo di goderci il presente. La paura è così radicata nella nostra mente da limitare i nostri progressi. Superare le tue paure è forse una delle abitudini più importanti che puoi sviluppare. Abituati a fare ogni giorno una cosa che ti mette a disagio. Parla con uno sconosciuto, fai un complimento o racconta a qualcuno cose che ti mettono a disagio.

- **È meglio agire ora che dopo**

È un luogo comune che abbiamo sentito più volte, eppure molti di noi ancora non lo mettono in pratica. In realtà, facciamo il contrario: procrastiniamo. Non facciamo cose per molte ragioni, il che limita i nostri progressi e la nostra capacità di raggiungere gli obiettivi che ci siamo prefissati. Il modo migliore per superare la procrastinazione è utilizzare la regola dei 15 minuti. Prendi quella cosa che hai rimandato e imposta il timer del tuo cellulare su 15 minuti, quindi trascorri quei 15 minuti facendo quel compito che devi svolgere. Perché 15 minuti? Primo perché interrompe il ciclo di inazione e secondo perché dopo 15 minuti hai già abbastanza slancio per continuare e continuare senza fermarti.

- **Prepara un piano e attieniti ad esso**

Qualunque cosa tu voglia dalla vita, non solo avrai bisogno di obiettivi a lungo termine e strategie quotidiane per raggiungerlo, ma dovrai anche seguire un piano dettagliato che creerai man mano che procedi. Senza un piano è più facile fallire. Senza capire come arriveremo dal punto A al punto B, il percorso diventa difficile. Ma quando ti attieni a un piano e registri i tuoi progressi, apportando modifiche quando necessario, alla fine raggiungerai i tuoi obiettivi.

- **Mantieni i positivi**

Le cose buone attraggono altre cose buone. Quando pensiamo negativamente, concentrandoci troppo sul male, attiriamo cose negative nella nostra vita. Al contrario, quando pensiamo positivo, attiriamo il positivo. È difficile essere sempre ottimisti e, in generale, la nostra natura tende ad aspettarsi scenari negativi. Tuttavia, il pensiero positivo è uno dei percorsi più sicuri verso il successo. Ignora le persone che ti dicono che non puoi farcela e quelle che dubitano delle tue capacità, e combatti per le cose che ami con ottimismo. Tutto si riduce all'impulso. Pensa positivo abbastanza a lungo e vedrai che le cose belle inizieranno ad accadere.

- **Concediti tempo**

Una delle abitudini che abbiamo meno nella nostra vita è godersi il tempo del riposo, o del tempo per se stessi. Ogni giorno fai qualcosa che ami, non importa quanto piccolo. Non tutto ha a che fare con risultati e successi, facendo una cosa che ami installerai un senso di tranquillità che ti aiuterà a concentrarti sul tuo sé interiore. Che tu ascolti la tua musica preferita ad alto volume, o cammini nel parco, o percorri una strada che ti piace, o guardi un film o qualunque altra cosa ti piaccia, assicurati di avere un momento della giornata per te, tutti.

- **Leggi**

Che tu legga il giornale, le notizie economiche, un romanzo, un libro di auto-aiuto o qualunque cosa tu voglia, ma trova il tempo per farlo. Leggere è un'abitudine importante nella vita e non dovresti limitarti solo agli audiolibri o ai film. La lettura, nel modo tradizionale, è eccellente. La lettura ti aiuta a scoprire nuovi mondi, idee o modi e a fare cose a cui altrimenti non avresti pensato, oltre ad essere un ottimo modo per educarti e divertirti in qualsiasi momento.

- **Dai valore al sonno**

Sebbene alzarsi presto sia importante, anche dormire a sufficienza è essenziale. Trovare questo delicato equilibrio può essere complicato, soprattutto se hai figli, o qualsiasi altro obbligo. Tuttavia, se tieni abbastanza al tuo benessere e al tuo successo futuro, dedicherai almeno 6 ore al sonno ininterrotto.

- **Tieni un diario**

Annotare i tuoi pensieri è un ottimo modo per riflettere su chi sei e cosa hai fatto nella tua vita. Il tempo passa così velocemente che tendiamo a dimenticare i dettagli di ciò che abbiamo fatto un paio di mesi fa. Ma ricordare quei dettagli dà chiarezza e scopo alla nostra vita, ricordandoci le lezioni e le gioie che abbiamo avuto. Prendi l'abitudine di scrivere quotidianamente i tuoi pensieri e di documentare le tue esperienze. Intervallali con i tuoi obiettivi, speranze e sogni, scrivendo come vedi la tua vita in futuro, quindi rileggi ciò che hai scritto per ricordare quella sensazione. Questo è un ottimo metodo di auto-riflessione e un modo potente per motivarti e ispirarti ad andare avanti.

- **Pianifica appuntamenti settimanali per l'attività fisica**

È facile convincerti a rinunciare ad un allenamento, ma è più difficile quando hai l'impegno di allenarti con un amico. Secondo l'Alzheimer's Drug Discovery Foundation, coloro che fanno attività fisica hanno il 45% in meno di probabilità di sviluppare la malattia di Alzheimer.

- **Mangia un'insalata ogni giorno**

Secondo uno studio del 2017 del Rush University Medical Center, solo una porzione giornaliera di verdure a foglia verde è stata collegata a un minore declino cognitivo.

- **Prendi l'abitudine di bere il tè verde**

Secondo alcuni studi il tè verde può supportare le funzioni cognitive.

- **Partecipa a un club del libro**

Secondo uno studio condotto su adulti di età pari o superiore a 65 anni, coloro che esercitavano la mente più frequentemente con attività intellettuali (come giocare o leggere) avevano il 29% in meno di probabilità di avere demenza in un periodo di follow-up di quattro anni.

- **Prova a fare qualcosa di nuovo una volta alla settimana**

Ascolta altra musica, impara qualche parola in un'altra lingua o iscriviti per partecipare a una conferenza. L'apprendimento continuo è legato a una migliore salute del cervello, e mantenere il cervello attivo è legato a un ritardo nell'inizio del declino cognitivo.

- **Rifai il letto ogni mattina**

Secondo un sondaggio condotto dalla National Sleep Foundation, coloro che rifacevano il letto quasi ogni giorno avevano maggiori probabilità di dormire bene la notte.

- **Cambia le lenzuola ogni domenica**

Gli allergeni possono disturbare il sonno. Per evitare accumuli, lava le lenzuola ogni settimana. Per motivi di igiene e comodità, cambiate anche i cuscini almeno ogni due anni e il materasso ogni dieci anni, poiché con il tempo possono deteriorarsi.

- **Posiziona la sveglia rivolta verso il muro**

E posiziona il cellulare a faccia in giù. La luce artificiale disturba il sonno. Invece delle luci notturne, tieni una torcia accanto al letto da utilizzare quando ne hai bisogno.

- **Fai una pausa ininterrotta ogni giorno**

Che tu sia alla scrivania, in cucina o in terrazza, chiudi gli occhi e non aprirli a nessuno. Anche se solo per cinque minuti, ti sentirai benissimo.

Adotta un rituale che non vedi l'ora di fare quando provi troppa ansia. Fai qualcosa di semplice, come chiamare un amico, prendere una tazza di tè, suonare un pezzo al pianoforte o sgattaiolare via per leggere qualche pagina di un romanzo.

- **Goditi un po' di tempo giocando ogni giorno**

Ricorda cosa ti piaceva fare da bambino e fallo. Gioca a yo-yo o al cubo di Rubik. Vai a saltare la corda o esercitati con la mazza da golf. Scarabocchia, costruisci una torre con i mattoncini, piega i fogli per creare origami o disegna con pennarelli colorati. Incorpora il divertimento a intervalli da cinque a dieci minuti per consentire al cervello di rilassarsi.

- **Trasforma il lavaggio dei piatti in una danza**

Scegli un compito che odiate sia tu che il tuo partner e trasformatelo in una festa da ballo fino a tarda notte. Ballare insieme in cucina o in qualsiasi punto della casa ti ricorderà quanto siete divertenti entrambi.

- **Mantieni il contatto visivo durante la cena con il tuo partner**

Mantieni lo sguardo per 60 secondi. Entrambi troverete grazia, bellezza o anima l'uno negli occhi dell'altro.

- **Il venerdì sera, sii grato**

Ogni venerdì sera a cena (o qualsiasi sera della settimana), condividi tre cose per cui sei grato. È un'usanza meravigliosa che ti darà una nuova prospettiva sui tuoi familiari.

- **Tieni vicino a te l'elenco dei tuoi cari**

Scrivi da tre a cinque nomi su un foglietto adesivo e attaccalo sul frigorifero o vicino al computer, oppure pubblica le loro foto. In generale, siamo più felici se ci sentiamo profondamente legati ad alcune persone a cui diamo la priorità piuttosto che cercare di rimanere in contatto con tutti.

- **Comunica brevemente e spesso con i tuoi cari**

Uno studio ha scoperto che anche poche chiamate da dieci minuti a settimana possono ridurre la solitudine del 20%.

- **Una volta alla settimana, chiama un amico che non vedi da un po'**

Spesso ci scoraggiamo dal chiamare un amico perché pensiamo che lo interromperemo o che non avrà voglia di parlare con noi. Tuttavia, essere la persona che avvia il contatto può essere un grande dono e un altro modo per alleviare la solitudine.

- **Fai piccoli regali**

Un biglietto fatto a mano, fiori, un'azione buona o una foto tramite messaggio sono esempi di modi in cui possiamo suscitare gioia in noi stessi e in coloro che potrebbero sentirsi soli o ansiosi.

- **Trascorri 20 minuti al giorno tra gli alberi**

Questo è esattamente il tempo di cui hai bisogno per stare nella natura per fare rete aumentare significativamente il livello degli ormoni dello stress, secondo uno studio del 2019.

- **Chiedi cosa puoi fare per aiutare**

Prendi l'abitudine di chiedere agli altri se puoi aiutarli. Più ti connetti con la tua comunità, maggiore sarà il supporto che riceverai nei momenti difficili.

- **Tieni un "elenco delle cose che hai sempre desiderato fare"**

Elenca le cose che hai dovuto rimandare nel corso degli anni per lavorare o per mettere su famiglia. Quindi datti una scadenza per riconsiderare questi obiettivi. Il rimpianto può in gran parte essere evitato con un po' di riflessione e consapevolezza.

- **Dai una pausa alla TV**

Presta attenzione al tipo di programmi che guardi e scegli uno spettacolo o un film da guardare. Quando hai finito, spegni la TV e vai a fare una passeggiata o fai un bagno per riposare la mente.

- **Non essere così impulsivo quando acquisti online**

Elimina i dati della tua carta di credito dai siti web in cui fai acquisti frequentemente. Dover prendere in mano il portafoglio per pagare un acquisto d'impulso aggiunge un altro passaggio che ti dà più tempo per valutare se l'articolo è davvero necessario.

- **Metti le piante nella tua casa**

Ti sentirai meglio avrai una casa più bella e consumerai energie nel prenderti cura di loro

- **Continua a vivere la tua sessualità**

Il sesso è come l'attività fisica e rilascia endorfine. Fa bene al corpo e allo spirito soprattutto perché niente ci rende vivi come l'essere toccati e baciati…e non si è mai troppo vecchi per questo.

- **Trova ogni giorno un momento per dirti che ti vuoi bene e che sei una bella persona**

Fatti una coccola accarezzati e dimostrati che vuoi bene a te stesso.

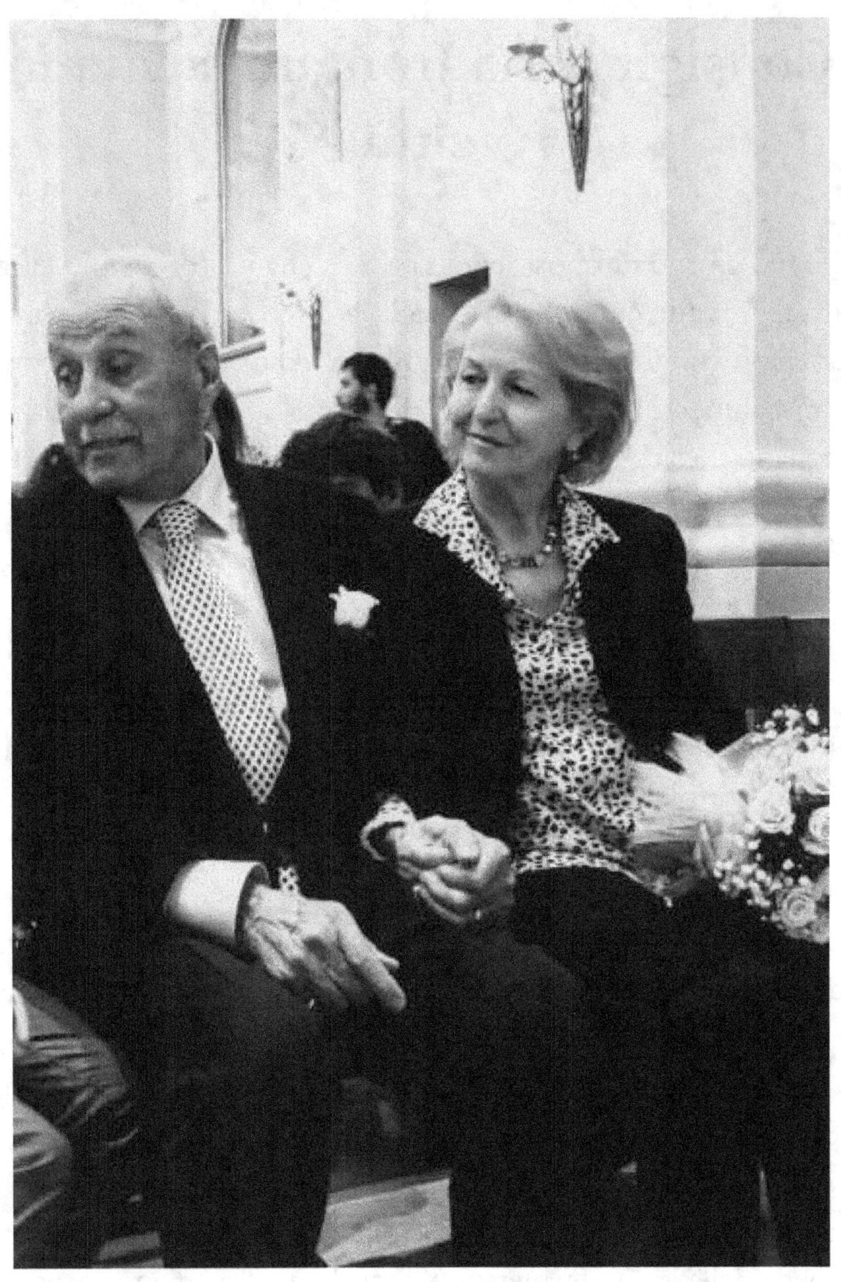

Capitolo 16

Consigli per affrontare la vita in città

È il tuo giorno di riposo ed esci a fare una passeggiata in città. In una grande città ci sono migliaia di cose da fare e infiniti luoghi in cui divertirsi ma lungo la strada centinaia di persone e macchine si preparano per la giornata lavorativa, alcune suonano il clacson, altre hanno fretta e si insultano a vicenda. Pedoni in giacca e cravatta che corrono nel traffico cittadino. L'aria pura si è trasforma in gas, sirene, polizia e la tua giornata libera si avvolge in un vero e proprio vortice di stress.

Ma siamo cittadini, ci siamo abituati a quel fascino caotico della grande città ci avvolge e ci cattura. Con il tempo non sappiamo più neanche andare nei posti se non correndo. Nella city anche la persona più lenta ha fretta. E oggi vivere di fretta sembra essere l'unico modo di vivere.

Tuttavia, non importa quanto ci piaccia, e se ci abituiamo o non ce ne rendiamo conto, ma lo stress della grande città influisce sulla nostra vita quotidiana, ci colpisce a breve ma anche a lungo termine. È un'arma pericolosa, che sopportiamo, ma che crea dentro di noi una tensione che può sfinirci.

Non è necessario lasciare la città per avere una vita migliore, ma dobbiamo essere consapevoli dell'influenza che alcuni aspetti della frenesia metropolitana hanno su di noi e porvi rimedio per un'esistenza migliore.

Di questi tempi non è raro sentire parlare di stress. È una parola che ricorre frequentemente nelle nostre conversazioni. Lo sentiamo in TV, prendendo un caffè al bar, sull'autobus mentre torniamo a casa... Lo stress è sulla bocca di tutti e, in una società che va a cento chilometri all'ora, non è raro che ciò colpisca anche il più invulnerabile degli umani.

Uno dei punti fondamentali per sapere come controllare lo stress è capire cosa ci sta succedendo. Pertanto, conoscere un po' di più questa condizione ci aiuterà a rilassarci in misura maggiore o minore.

Lo stress è un meccanismo con cui il nostro corpo reagisce a situazioni considerate pericolose. Ci sono molte ragioni per soffrire di stress, dai problemi famigliari ai problemi lavorativi. Lo stress è un meccanismo di difesa che, sebbene provochi disagio, è adattivo (Il termine "adattivo" si riferisce a qualcosa che è in grado di adattarsi, ovvero di modificare il proprio comportamento, le proprie caratteristiche o il proprio funzionamento in risposta a cambiamenti o nuove circostanze).

L'aspetto negativo dello stress è che a volte, quando ci rendiamo conto dello stato in cui ci troviamo, non riusciamo a risolverlo. Lo stress ci fornisce gli indizi per fermare uno stile di vita che ci danneggia, come avviene nelle grandi città. Ma spesso siamo così abituati a soffrirne, che non ce ne rendiamo nemmeno conto.

Rumori, sirene, traffico, grida, fretta... in una grande città siamo esposti a infiniti stimoli. Non sarà necessario andare a vivere altrove, ma detto prima sarà necessario essere consapevoli per trovare una soluzione.

Una delle prime cose di cui dobbiamo tenere conto quando consideriamo cosa fare riguardo allo stress è che si tratta di una questione importante. Molte persone lo lasciano da parte perché lo considerano una questione emotiva. Ma lo stress può avere conseguenze devastanti per la nostra salute, quindi è importante prestargli attenzione.

Non si tratta di debolezza o di uno stato di abbattimento. Lo stress è una risposta del nostro corpo e può causare disagio fisico e malattie come problemi cardiaci o cancro. Ecco perché sarà essenziale tenere conto di alcune linee guida per rilassarsi e optare per una salute migliore. Lo stress da città non è meno importante di altre tipologie di devastazioni psico-fisiche e può essere alleviato con alcuni accorgimenti semplici e concreti.

- **Trasforma la città in un luogo di esplorazione**

Le grandi città hanno una cosa bella ed è che non le scopri mai del tutto. Pertanto, pur avendo percorsi giornalieri che conosci a memoria, cerca di sentirli ogni volta che puoi come se fossero nuovi. Sicuramente gli odori per le strade sono in continua mutazione, anche le persone che incontri sono diverse; i colori e le sfumature sono varie a seconda dell'ora o del clima, cambiano i rumori ed i suoni e se sei attento e ben predisposto ogni giorno la stessa strada sarà diversa. Adotta lo sguardo del turista e lasciati sorprendere dalle strade che percorri ogni giorno, guarda in alto verso i cornicioni e cerca il cielo tra i tetti, alimenta la tua curiosità anche attraverso i piccoli particolari, sfidati ogni giorno a cercare qualcosa di diverso dove tutti trovano sempre la stessa cosa. Magari sarà proprio cosi e con tale atteggiamento che la tua giornata lavorativa inizierà e terminerà nel migliore dei modi.

- **Prova diversi modi di spostarti in città**

Non sempre puoi scegliere gli orari in cui viaggiare, ma ogni volta che puoi, evita le famose ore di punta, quando c'è più ressa di persone e traffico, ossia quando il casino è più stressante. Lascia l'auto a casa ogni volta che puoi, anche un piccolo ingorgo o il fatto di cercare un parcheggio all'infinito non ti aiutano a vivere più rilassato e, in più, limiterai l'inquinamento ambientale. Prova a camminare, andare in bicicletta o utilizzare i mezzi pubblici. In quest'ultimo caso avrai la possibilità di socializzare o di leggere un libro, ascoltare musica o semplicemente non fare nulla. Se sei tra la gente come in autobus, tieni il telefono in tasca ed osserva le persone, ammira ciò che hai intorno e tieni la testa alta e vedrai che solamente il vederti diverso dagli altri "schiavi del display" ti farà sentire unico e migliore. Ecco un vantaggio della città!

- **Concediti una pausa**

Ogni volta che puoi, cerca di essere consapevole di quando ti stai lasciando trasportare dallo stress e dalla fretta e concediti un momento di pausa che ti permetta di riconnetterti con te stesso. Se sei al lavoro, trova dei momenti per sgranchirti le gambe e disconnettere la mente da tutte le tue attività. Anche se è solo per pochi minuti, questo periodo di tempo ti aiuterà a riconnetterti con te stesso e a liberarti dallo stress che potresti aver accumulato fino a quel momento della giornata.

- **Fai sport**

L'esercizio fisico è necessario per prendersi cura della nostra salute generale. Trova un minimo di 30 minuti al giorno per camminare o praticare qualche tipo di sport che, oltre a mantenerti in forma, ti aiuti a rilassarti e scaricare lo stress, come lo yoga, il nuoto o il pilates. Cerca ciò che richiede meno impegno per non complicarti la giornata, ma non trascurare questo aspetto delle tue abitudini quotidiane, perché ti farà sentire meglio, più rilassato e ti aiuterà a riposare meglio.

- **Arreda il tuo appartamento e il tuo ufficio con le piante**

Ti daranno colore, profumo e ti sentirai meno lontano dalla natura. Inoltre troverai alcuni momenti per prenderti cura di loro e cioè può essere di grande aiuto quando sei alla ricerca di un break.

- **Cerca di programmare**

Programma ed organizza in maniera scrupolosa la tua giornata. il più possibile, in maniera da risolvere i problemi prima che compaiano. La città è un "assorbitore di tempo" e senza che tu te ne accorga, ruba inevitabilmente tempo alla tua vita senza che tu te ne accorga affatto.

- **Visita i parchi della tua città ed esplorali**

Soffermati a guardare gli alberi le piante e gli uccelli diversi che li popolano. Un parco anche se noto muta in continuazione e può essere stimolante in ogni condizione di tempo. Quando piove, sarai da solo a camminare nel parco e ciò ti dara la possibilità di vedere tutto ciò che hai intorno sotto un altro aspetto.

- **Crea una rete sociale**

Se hai figli cerca di instaurare relazioni con i genitori dei loro amici, vi potrete così dividere gli impegni come portarli a scuola o controllarli a casa a turni. I figli sono una scusa per socializzare soprattutto quando si abita in un grande città. Inoltre la city ti da la possibilità di frequentare circoli, club ed eventi ma ricorda che tutto ciò dovrà essere in base al minor stress possibile. Per esempio non andare nella palestra più alla moda e trend se questa comporta un lungo tragitto in auto o lunghe ricerche di un parcheggio.

- **Ritagliati il tuo momento**

Durante il giorno procurati un momento che sia solo per te e dedicati 15 minuti senza interruzioni. Ascolta musica, balla, fai una doccia calda o tutto quello che serve per riconnetterti con te stesso. Rimani da solo per qualche momento, medita e respira…sembra banale ma vedrai quanto diventerà irrinunciabile il "tuo momento" personale.

- **Fai la spesa in un centro d'acquisto solidale**

Spesso i prezzi sono migliori del supermercato e i prodotti sono di qualità superiore. Un centro solidale non è inteso solo come luogo di risparmio poiché spesso viene associato ad un ente culturale ed educativo.

- **Vivi verso il sole**

È un fatto empirico e comprovato da studi e ricerche. L'esposizione al sole fa bene e garantisce una maggiore qualità e salute a tutti gli organismi. Se abiti in città cerca di abitare in una casa con almeno una finestra o un terrazzo esposto a sud e magari verso una zona verde o verso il mare.

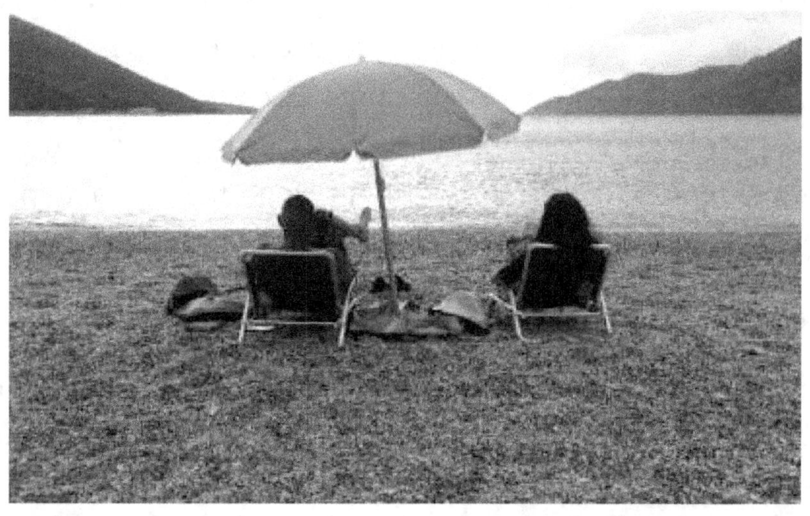

Sono estremamente convinto che la migliore condizione per vivere ed abitare si ritrovi alla congiunzione dei tre elementi: cielo mare montagna. Per esempio se si abita in una città all'interno di una baia montuosa, saremo nella migliore condizione poiché in ogni momento i nostri occhi e sensi godranno della presenza di un pezzo di cielo di mare e di terra. Inutile dire che le città più vivibili al mondo si trovano per l'appunto vicino od immerse dentro baie montuose e frastagliate. Anche le Zone Blu discusse in precedenza hanno la caratteristica di essere contemporaneamente vicino al mare, alle montagne e chiaramente sotto un cielo non inquinato.

Di seguito lascio spazio ad AI per un elenco riguardante alcune città affascinanti per la loro geolocalizzazione all'interno di baie:

- **San Francisco**, Stati Uniti: Famosa per la sua iconica baia e il Golden Gate Bridge, San Francisco offre una vibrante scena culturale, architettura unica e una vasta gamma di attività.

- **Sydney**, Australia: Situata intorno alla baia di Sydney e all'Opera House, Sydney è conosciuta per le sue spiagge, il suo stile di vita attivo e la diversità culturale.

- **Rio de Janeiro**, Brasile: Con la baia di Guanabara come sfondo, Rio de Janeiro è famosa per le sue spiagge iconiche come Copacabana e Ipanema, oltre al celebre Cristo Redentore.

- **Cape Town**, Sudafrica: La città è circondata da diverse baie, tra cui la famosa baia di Table. Offre paesaggi spettacolari, un'ampia varietà di attività all'aperto e una ricca storia.

- **Hong Kong**, Cina: Ci ho vissuto per anni. Conosciuta per il suo skyline spettacolare sul Victoria Harbour, Hong Kong è una città cosmopolita con una vibrante vita notturna e una ricca offerta gastronomica.

- **Vancouver**, Canada: Situata lungo la baia di Burrard, Vancouver è circondata da montagne e oceano, offrendo una combinazione di bellezze naturali e moderna urbanizzazione.

- **Atene**, Grecia: La conosco troppo bene e la favorisco per stile di vita europeo e per il clima che asseconda le ossa più sensibili all'umidità. La capitale Greca ha una personalità forte per la sua storia e la sua gente.

Capitolo 17

I benefici della vita in campagna

La natura è ricca di benefici di cui possiamo godere vivendo in campagna, lontano dallo stress e dall'inquinamento delle grandi città.

Vivere in una grande città può sembrare offrire tutta una serie di vantaggi che sembrano irrinunciabili. Ma la verità è che negli ultimi anni tra la popolazione è emersa una tendenza contraria a quanto avevamo visto fino ad oggi: sono molti quelli che lasciano le città e si stabiliscono in ambienti rurali alla ricerca di tranquillità, di prezzi più bassi e di tutti i vantaggi che la campagna può offrirci.

- **Respiri aria più pulita**

Quando ci allontaniamo dalla grande città e dal suo inquinamento ambientale, la qualità dell'aria comincia a migliorare, quindi cominciamo a respirare meglio. In effetti, il problema dell'inquinamento in alcune città è tale che si prendono misure restrittive per il traffico per cercare di alleviare la situazione. Pertanto, vivendo in campagna e respirando un'aria migliore, la diminuzione delle malattie respiratorie e delle allergie è tangibile, poiché ci troviamo in un ambiente più naturale e sano.

- **Riposi di più e meglio**

Quando pensiamo al riposo ideale immaginiamo un luogo lontano dai rumori della città, dal traffico e dalle voci della gente a tarda notte. Quando si vive in campagna, è molto difficile che il momento di andare a dormire venga influenzato da rumori e luci provenienti dall'esterno. E quando arriva la notte, in campagna, il mondo si ferma ed è ora di riposarsi, mentre nelle città la vita può continuare fino a tarda notte. Ecco perché in campagna il sonno è veramente ristoratore.

- **Una dieta più sana**

Quando vivi in campagna la tua alimentazione migliora notevolmente. Pensa che invece di andare al supermercato per comprare frutta e verdura, è molto probabile che tu possa coltivare parte del tuo cibo, oltre a poterlo acquistare direttamente dalle persone che lo coltivano. Questo, senza dubbio, ci fa mangiare più sano, oltre ad aiutarci a consumare cibi di stagione, con tutto ciò che ciò comporta (miglior prezzo, meno contaminazione e possibilmente più sapore).

- **Addio allo stress**

È innegabile che le grandi città ci portano a situazioni di stress quasi continuamente e a vivere in uno stato di tensione permanente che può causare ansia, depressione e altri tipi di malattie legate allo stomaco o al cuore. E questo è qualcosa che ha un impatto negativo sul nostro benessere. La vita e il lavoro in campagna sono più rilassati, anche se talvolta comportano un maggiore sforzo fisico. La vicinanza alla natura fa sentire meglio sia gli adulti che i bambini.

Ma in campagna non tutto è perfetto. Innanzitutto la disponibilità dei servizi è limitata. Ci sono meno opzioni in termini di shopping, ristoranti, intrattenimento e altri servizi.

In città è normale essere immersi nel costante trambusto, mentre in campagna la vita tende ad essere più tranquilla e lenta. Abituatevi a un ritmo di vita più rilassato, dove il tempo è governato dai cicli naturali e dai compiti dell'ambiente rurale. Bisogna imparare a godere dei momenti tranquilli e ad apprezzare la bellezza della natura che ci circonda.

Inoltre, la vita di campagna può richiedere un maggiore grado di autosufficienza. Acquisisci competenze pratiche che ti consentiranno di prenderti cura della tua casa e del suo ambiente. Può essere utile imparare come eseguire la manutenzione di base, le semplici riparazioni e, se possibile, coltivare il proprio cibo. Queste abilità ti daranno maggiore indipendenza e ti aiuteranno ad adattarti meglio.

La vita in campagna ti darà l'opportunità di essere circondato da splendidi paesaggi, aria fresca e una maggiore interazione con la flora e la fauna locale. Abbraccia questo legame con la natura e goditi le attività all'aria aperta che la campagna offre, come l'escursionismo, il ciclismo o semplicemente il relax in un paesaggio sereno.

In campagna è importante stabilire una rete di supporto locale per darti un senso di comunità. Avere persone a cui rivolgersi nei momenti di bisogno, condividere esperienze può fare la differenza.

Un ottimo modo per creare una rete di supporto è partecipare alle attività della comunità locale. Ricerca gruppi, club o associazioni nella tua zona che condividono i tuoi interessi.

Puoi unirti a club di giardinaggio, gruppi di escursionisti, cooperative agricole o altre organizzazioni che promuovono la vita rurale. Queste attività non solo ti permetteranno di incontrare altri con interessi simili, ma ti daranno anche l'opportunità di imparare dai residenti locali e costruire relazioni significative.

Inoltre, partecipa a eventi e feste locali. Cogli l'occasione per incontrare i tuoi vicini, fare nuove amicizie e immergerti nella cultura locale. Puoi anche prendere in considerazione l'idea di organizzare tu stesso eventi, come riunioni informali a casa tua o attività ricreative che coinvolgono la comunità. Ciò ti aiuterà a rafforzare i legami con i tuoi vicini e a creare un senso di appartenenza.

Ricorda che la vita rurale offre una ricchezza di relazioni significative e di opportunità per creare legami duraturi. Sfrutta al massimo questa rete di supporto e goditi la meravigliosa comunità che ti circonda.

Un'altra abilità utile è imparare a maneggiare gli attrezzi e le attrezzature agricole. Ciò include imparare a utilizzare correttamente gli strumenti. attrezzi da giardino, tosaerba, motoseghe o altri comuni attrezzi da lavoro. Conoscere l'uso corretto e le misure di sicurezza associate a questi strumenti ti aiuterà a eseguire la manutenzione e la cura della tua proprietà in modo efficiente e sicuro.

Inoltre, non dimenticare di apprendere le abilità di base del primo soccorso. In campagna potresti essere più lontano dai servizi medici, quindi sapere come agire in caso di emergenza può essere fondamentale.

Infine, considerare le capacità di apprendimento legate alla conservazione e all'uso efficiente delle risorse naturali. Scopri come raccogliere e immagazzinare l'acqua piovana, utilizzare l'energia in modo efficiente e implementare pratiche sostenibili nella tua vita quotidiana. Queste competenze non solo ti aiuteranno a ridurre il tuo impatto ambientale, ma ti permetteranno anche di vivere in modo più sostenibile.

Ricorda che apprendere queste abilità richiede tempo e pratica. Sii paziente con te stesso e non aver paura di chiedere aiuto o consigli a chi ha già esperienza nel settore. Il processo di apprendimento sarà gratificante e ti consentirà di sviluppare una maggiore connessione con la terra e l'ambiente rurale.

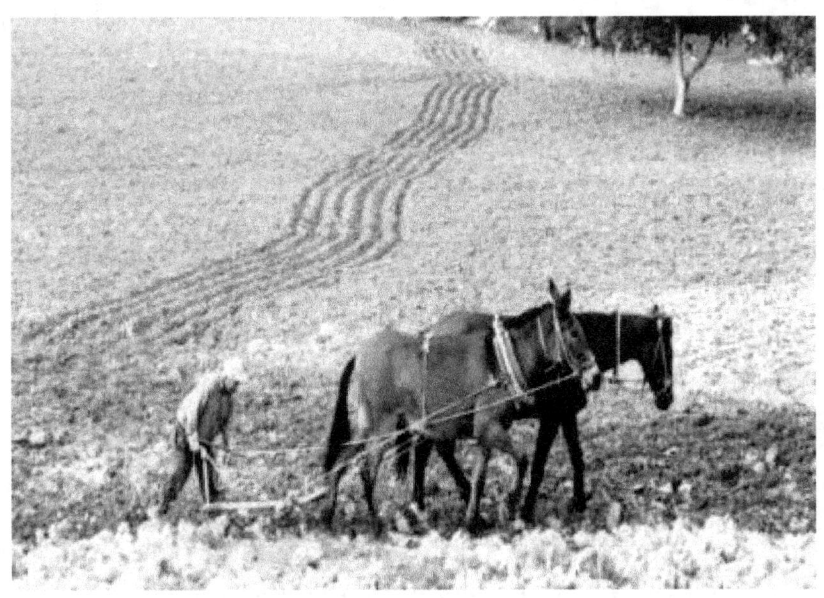

Capitolo 18

L'importanza delle relazioni sociali

La solitudine è definita come "mancanza di compagnia volontaria o involontaria".

Quando parliamo di solitudine volontaria ci riferiamo a quella in cui possiamo sceglierne la durata e tornare a intrattenere rapporti interpersonali sufficienti ogni volta che lo desideriamo. Lungi dal danneggiarci, la solitudine volontaria può essere di grande aiuto nei momenti della nostra vita in cui abbiamo bisogno di riflettere, in cui abbiamo bisogno di tranquillità, o in un momento di crescita personale.

D'altra parte esiste anche la solitudine indesiderata, che potremmo definire come la situazione in cui vi sono assenza o insufficienza di relazioni interpersonali. È una situazione in cui le persone sentono che la qualità, la quantità o l'intensità delle relazioni sociali che hanno non sono sufficienti a soddisfare i loro bisogni sociali.

Nel primo caso ci troviamo di fronte ad una situazione in cui vorremmo stare da soli, mentre nel secondo è una situazione in cui pur vorremmo avere compagnia, parlare con qualcuno, non possiamo, quindi ci sentiamo "soli".

La solitudine indesiderata può influire sul nostro benessere e sul nostro stato di salute, oltre a presentare altre possibili difficoltà psicologiche, fisiche, sociali ed economiche. La solitudine indesiderata è un sentimento che predomina nelle persone che vivono nelle grandi città, dove il principale gruppo a rischio sono le persone di età superiore ai 65 anni.

Gli esseri umani sono sociali per natura. Tuttavia, lo stile di vita moderno nei paesi industrializzati sta riducendo notevolmente la quantità e la qualità delle relazioni sociali.

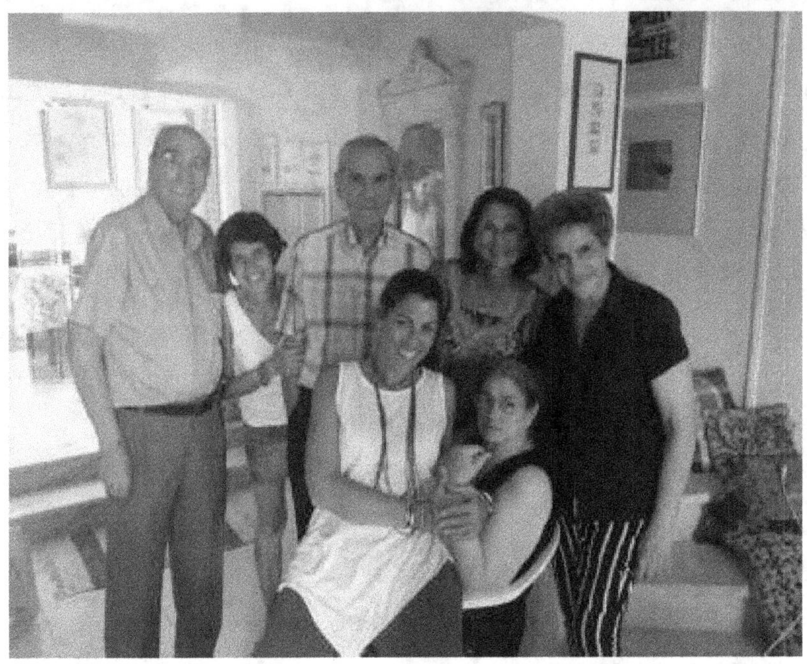

- **Siamo sempre più isolati**

Le famiglie e le relazioni sociali sono cambiate nelle società moderne. Sempre più persone di tutte le età nei paesi sviluppati vivono da sole e la solitudine sta diventando sempre più comune. Molte persone si sentono sole, un problema che aumenta con l'avanzare dell'età.

Tali risultati suggeriscono che, nonostante l'aumento della tecnologia e della globalizzazione che presumibilmente favorirebbero le connessioni e le reti sociali, le persone stanno diventando sempre più isolate socialmente. Date queste tendenze, comprendere la natura e la portata dell'associazione tra relazioni sociali e mortalità è di vitale importanza se vogliamo vivere più a lungo.

Molti esperti concordano sul fatto che l'isolamento sociale è dannoso per la salute umana. Ed è una cosa nota da decenni. Ad esempio, una revisione del 1988 di cinque studi prospettici ha mostrato che le persone con meno relazioni sociali muoiono in media prima rispetto a quelle con più relazioni sociali.

Le persone che hanno più sostegno sociale tendono ad avere una migliore salute mentale, salute cardiovascolare, funzionamento immunitario e prestazioni cognitive.

Nuove ricerche indicano che l'influenza delle relazioni sociali sul rischio di morte è paragonabile a fattori di rischio di mortalità già noti, come il fumo e il consumo di alcol, e supera l'influenza di altri fattori di rischio, come lo stile di vita sedentario e l'obesità.

Allo stesso modo, le persone che vivono in un ambiente amichevole (quello che i ricercatori chiamerebbero un ambiente con un elevato "capitale sociale") hanno un rischio inferiore di diabete e malattie cardiovascolari.

Per tracciare un parallelo, molti decenni fa sono stati osservati alti tassi di mortalità tra i bambini in custodia (cioè negli orfanotrofi), anche quando venivano controllate le condizioni di salute e prestate cure mediche. La mancanza di contatto umano conduceva a più mortalità. Questa singola scoperta, così semplicistica e magari allora spiegata in termini molto diretti e crudi, fu responsabile di cambiamenti nelle regole e leggi che regolavano gli orfanatrofi ed istituti simili come case per anziani e centri di detenzione, le carceri insomma.

Le relazioni sociali influenzano le analisi sulla salute degli adulti

Sebbene siano necessarie ulteriori ricerche per determinare esattamente come le relazioni sociali possano essere utilizzate per ridurre il rischio di mortalità, dobbiamo tutti essere consapevoli dell'importanza di prenderci cura e mantenere le nostre relazioni sociali per vivere più a lungo.

Esistono due modelli teorici generali che spiegano perché le relazioni sociali possono influenzare la salute: il modello di bufferizzazione dello stress e il modello degli effetti principali.

L'ipotesi del buffering suggerisce che le relazioni sociali possono fornire risorse (informative, emotive o tangibili) che promuovono risposte comportamentali o neuroendocrine adattive a fattori di stress acuti o cronici (ad esempio, malattia, eventi della vita, transizioni della vita). L'aiuto delle relazioni sociali modera o attenua l'influenza dannosa dei fattori di stress sulla salute. Da questa prospettiva, il termine sostegno sociale viene utilizzato per riferirsi alla disponibilità reale o percepita di risorse sociali.

Quando sperimentiamo lo stress, il nostro corpo subisce una serie di cambiamenti: la produzione di cortisolo (l'ormone dello stress) aumenta e il nostro sistema cardiovascolare attiva la sua risposta "lotta o fuga". Sotto stress si verificano cambiamenti anche nel sistema immunitario: l'infiammazione (che ci aiuta a combattere i batteri) aumenta, mentre diminuisce la nostra capacità di combattere le infezioni.

Uno dei principali fattori di stress che gli esseri umani moderni devono affrontare, con effetti corrispondenti sui nostri sistemi biologici, è la solitudine. E come abbiamo detto, la solitudine aumenta il cortisolo e le infiammazioni, che a lungo termine danneggiano la nostra salute e la vita si accorcia.

Mentre il modello degli effetti principali propone che le relazioni sociali possano essere associate a effetti protettivi sulla salute attraverso mezzi più diretti, come influenze cognitive, emotive, comportamentali e biologiche che non sono esplicitamente intese ad aiutare o supportare. Ad esempio, le relazioni sociali possono incoraggiare direttamente o indirettamente, modellare comportamenti salutari come mangiare meglio o uscire per fare sport. Pertanto, far parte di una rete sociale è tipicamente associato alla conformità alle norme sociali relative alla salute e alla cura di sé. Inoltre, far parte di una rete sociale offre agli individui ruoli significativi che forniscono autostima e scopo di vita, essenziali per la longevità.

I cambiamenti neurologici nel cervello che invecchia possono contribuire alla regolazione emotiva e ad una maggiore capacità di relazionarsi con compassione con gli altri. Ciò è in parte dovuto al fatto che gli effetti della paura e dell'ansia sul cervello tendono a diminuire con l'avanzare dell'età, consentendo loro di vedere le situazioni sociali con meno atteggiamento difensivo e più chiarezza.

Poiché il cervello umano si adatta quasi all'infinito nel corso del ciclo di vita, il cambiamento è possibile sia per le persone anziane che per i bambini. Nuovi neuroni continuano a crescere nel cervello fino alla fine della vita e gli scienziati hanno iniziato a esaminare il cervello degli anziani che conducono una vita attiva e produttiva per scoprire perché sono così sani.

Ad esempio, molti anziani sani non mostrano segni di significativa perdita di volume cerebrale dopo i 100 anni. Qual è il segreto? Le persone che conducono una vita straordinariamente lunga sono quelle che hanno mantenuto stretti legami con gli altri. I centenari tendono ad essere più estroversi e ad avere un morale più alto, il che indica che si rivolgono agli altri, danno e ricevono sostegno e mantengono legami.

Mentre lo stress e la solitudine possono causare cambiamenti negativi nei nostri sistemi biologici, prendersi del tempo per connettersi con gli altri può aiutare ad attivare processi più benefici, come il rilascio di ossitocina. È stato scoperto che l'ossitocina riduce il cortisolo, riduce il dolore, cambia il modo in cui il nostro cervello risponde a potenziali fattori di stress e persino promuove la crescita di nuove cellule cerebrali.

Altri indicatori che proteggono dalla mortalità sono l'integrazione nelle attività della comunità in cui vivono; il sentimento di utilità nei ruoli vissuti, a patto di non sperimentare esigenze eccessive come prendersi cura dei nipoti, ma anche avere tempo per se stessi, la disponibilità di un confidente.

Un modo in cui le persone possono rafforzare le connessioni sociali è attraverso il volontariato o la partecipazione ad atti di gentilezza. Le persone che fanno volontariato tendono a vivere più a lungo, in confronto con il beneficio che le persone ricevono dal consumo di molta frutta e verdura.

Soprattutto ora, cercare di creare nuove connessioni con gli altri ha il potenziale per migliorare il nostro benessere e la nostra longevità.

Pertanto, dovremmo iniziare a trascorrere del tempo di qualità con amici e familiari e pensare a come incorporare la gentilezza nella nostra routine.

Non so voi ma mi sono un pochino perso con i vari modelli e quindi ho riacceso AI per capirci meglio. La spiegazione di ChatGPT è stata più schematica e forse risulterà meno ostica a qualcuno:

"I modelli di bufferizzazione dello stress e gli effetti principali sono concetti teorici utilizzati in psicologia e ricerca sullo stress per comprendere come variabili specifiche influenzino la relazione tra lo stress e gli esiti psicologici o fisici. Vediamo brevemente cosa rappresentano entrambi i modelli.

Modello di Bufferizzazione dello Stress

Questo modello suggerisce che alcune variabili, chiamate "fattori di buffer", possono mitigare o ridurre gli effetti negativi dello stress sulla salute mentale o fisica.

I fattori di buffer possono includere il sostegno sociale, la resilienza psicologica, l'autostima elevata o altre risorse personali.

In sostanza, quando le persone hanno accesso a questi fattori di buffer, sono più in grado di affrontare lo stress e ridurne gli impatti negativi.

Modello degli effetti principali

Questo modello, d'altra parte, si concentra sull'analisi diretta degli effetti di una variabile indipendente (ad esempio, lo stress) sugli esiti (ad esempio, la salute mentale).

Non tiene conto dei fattori di buffer o delle variabili di moderazione, ma si concentra invece su come la variabile indipendente influenzi direttamente gli esiti. Ad esempio, il modello degli effetti principali potrebbe esaminare come livelli elevati di stress influenzano direttamente la salute mentale senza considerare fattori che potrebbero attenuare o amplificare questo effetto.

In alcuni studi, questi due modelli possono essere combinati. Ad esempio, potrebbe essere esaminato come il sostegno sociale (variabile di buffer) influenzi la relazione tra lo stress e la salute mentale (modello di bufferizzazione dello stress). In altri casi, gli studiosi potrebbero concentrarsi principalmente sulle relazioni dirette tra variabili (modello degli effetti principali).

Entrambi i modelli sono utilizzati per comprendere la complessità delle relazioni tra lo stress e gli esiti, evidenziando l'importanza di fattori che possono influenzare o modulare tali relazioni."

"Ciascun anziano è un tesoro vivente,

una biblioteca di storie e saggezza.

Nella ricchezza delle loro esperienze si celano le pagine

preziose di una vita ben vissuta,

pronte ad arricchire chiunque sia disposto ad ascoltarle

con rispetto e gratitudine."

Doct. Michael Papadopoulos

Capitolo 19

La terza età e l'argomento sostenibilità

Ho pensato a questo capitolo per connettere questo libro alle argomentazioni attuali sull'ambiente, sul nostro pianeta e per concedermi qualche parola in più allo scopo di capire come anche "altre cose meno scontate" possano allungarci la vita. Vediamole qui sotto.

Possiamo affermare che "silver age" è sostenibile. Infatti con l'aumentare dell'età la propensione al consumo decresce ma anche il consumo autonomo, cioè quello che non dipende dal reddito, che raggiunge un massimo nella fascia di età centrale (41-50) poi declina tra gli over 65.

È importante sottolineare poi che questi sono dei consumi di qualità che fanno parte di un nuovo modello oggi detto della neo-sobrietà, zero waste no frills (un consumo senza sprechi e senza fronzoli), che sceglie quelli che migliorano la qualità della vita. Musei e mostre, cinema, monumenti e siti archeologici, teatro concerti, discoteche e balere, viaggi e vacanze. Oggi il turista maturo sceglie attentamente la vacanza più adatta ai propri bisogni e sogni e spesso la scegli on line.

Un' altro indice di sostenibilità della nuova "silver economy" è dato dalla composizione del paniere dei consumi degli over 65 rispetto agli under 30. Ad esempio, il consumo nel settore dei trasporti è più basso e ciò ci porta a dire che questa fetta di consumatori inquina meno. Alta poi è la propensione al risparmio, motore dell'economia, poiché gli anziani vivono una situazione economica più solida.

Contrariamente a quanto si potrebbe immaginare poi le generazioni più responsabili e attente all'ambiente non sono le nuove ma le vecchie. Gli anziani risultano più informati e più impegnati sul fronte del riciclo rispetto ai giovani.

Sappiamo già che gli "occidentali silver" sono coloro che hanno imparato meglio le buone pratiche ambientali. Il 99% di loro afferma di riciclare gli imballaggi, i più bravi sono svizzeri e austriaci. Gli over 60 anni riciclano tutti i loro imballaggi, facendo meglio dei ragazzi tra i 20 e i 30 anni.

E poi gli anziani mangiano meno. Questo sicuramente è un segno di sostenibilità. La dieta mediterranea che molti seguono in quanto elisir di lunga vita è anche economica. Con l'andare degli anni infatti l'apporto calorico necessario si riduce e dalle 1500-1600 calorie di cui ha bisogno una persona di 75 anni arriviamo a circa 1000-1100 per un ultraottantenne. Per la prima colazione, pranzo e cena compresa si può spendere veramente poco. Non più di 150 euro al mese! Bello no?

Protagonisti della relazionalità, longevi e in buona salute oggi gli over 65 sono gli aggiustatori, i manutentori i riciclatori i giardinieri delle nostre famiglie. Fanno la spesa a km 0 acquistando prodotti del territorio, chiudono il rubinetto dell'acqua, spengono la luce e mettono al minimo i termosifoni.

La terza età ringiovanisce l'economia ed inoltre gli anziani sono generatori di welfare. Infatti 9,6 milioni si occupano dei propri nipoti di cui 3,6 milioni lo fa regolarmente consentendo a molte donne di stare nel mercato del lavoro senza pagare una baby-sitter o lavorare part-time. Molti sono impegnati nel sociale svolgendo volontariato.

Tutto ciò fa bene al mondo e se il mondo sta meglio, la nostra vita e soprattutto quella degli anziani si allunga e viene resa più felice.

Ho desiderato moltissimo dare importanza ad un capitolo "sull'amore d'Argento" e capire se ciò possa allungare o meno la vita. Sono sicuro che molti di voi saranno felici di saperne di più e di pensare a quante spaparazzate si potranno fare da anziani. Se l'amore da anziani fa bene, allora possiamo augurarci arrotolamenti con la propria donna o uomo su un prato verde facendo l'amore come a vent'anni e poi fermarsi a guardare il tramonto meraviglioso. Però, essendo troppo preso con l'edizione del libro, ho chiesto ad una mia amica di darmi una mano nella stesura del successivo capitolo. Lei, Maria Cristina, non si è tirata indietro e quindi eccoci qua a precisare tutto sul capitolo "frittatona a settant'anni"!

Capitolo 20

Frittatona a settant'anni… L'amore allunga la vita

Quando il mio amico Stefano mi ha chiesto di scrivere qualcosa sull'amore maturo, l'amore silver, quello d'argento per intenderci, io lo chiamo "assennato", a scanso di equivoci, ho pensato di non avere niente o poco da dire. Ho iniziato a leggere articoli e dati statistici ma non trovavo la quadra. Poi leggendo il titolo di questo capitolo "Frittatona a 70 anni…" ho pensato che in un certo modo anche io ero una piccola esperta di "Frittatone" e non di quelle ai fornelli ma di quelle della vita e anche io, a mio modo, potevo dire qualcosa.

Ho iniziato quindi a pormi una domanda: "qual è la differenza tra innamorarsi a 20 anni o a 70?" Ci ho pensato a lungo e direi che non c'è nessuna differenza. I sentimenti sono gli stessi, l'intensità è la stessa. La voglia di emozioni, di fare progetti, il bisogno di sentirsi amati, desiderati, accolti. L'emozione che ti dà l'amore è la stessa a qualunque età. E anche la sofferenza rimane la stessa. A modificarsi semmai è il modo di esprimere queste emozioni, di dimostrarle. L'unica differenza forse sta nel valore che diamo alle opportunità che questa storia d'amore può rappresentare. La voglia di ricominciare, di ributtarsi in pista.

Potremmo dire addirittura che l'amore "assennato" è più intenso, a volte anche più impetuoso ma allo stesso tempo più rispettoso delle abitudini altrui, dei propri spazi. Si ha voglia di stare insieme, di fare qualcosa insieme, ormai liberi da impegni pressanti, dal lavoro, dai figli e di recuperare il tempo perduto di una vita frettolosa e un po' distratta.

Certo l'amore d'argento non è "politically correct". I giovani, secondo l'interpretazione ufficiale del pensiero comune, possono permettersi di essere passionali e irrazionali, mentre noi "silver" non possiamo più esserlo. Pare che ci venga imposto di essere più prudenti, meno inclini alla passionalità. Ma imposto da chi? C'è un sentire comune per cui la passione e il sentimento sono inversamente proporzionali all'età, quindi la capacità d'amare dopo gli "anta" viene considerata una scelta azzardata, poco prudente, al confine con l'incoscienza, l'indecenza e la maldicenza! Come se con il passare degli anni si spegnessero le passioni i desideri e, soprattutto, il desiderio.

Si pensa infatti che solo i giovani possano essere travolti dalla passione vera e vivere storie d'amore in modo forte e spensierato. Nella realtà però è possibile innamorarsi ad ogni età, stare svegli la notte, aspettare che chiami. Affrontare le proprie debolezze, i propri tic emotivi e accorgersi che il privilegio dell'età a volte non serve. Autostima, self control, anni di lavoro e meritati successi spazzati via da un'emozione ...non da poco!

Quello che cambia però sono i modi di esprimere i sentimenti che sono influenzati dalle nostre esperienze passate che a volte ci vincolano, frenano. Non ci è permesso di perdere le staffe dopo la quarta chiamata senza risposta e mandare messaggini con troppi cuoricini! E cambia il modo in cui ci si incontra e ci si sceglie e il modo in cui ognuno è ancora disposto a mettersi in gioco. Passata la delusione che segue l'illusione dell'amore giovanile, che fa promesse che non sa se può mantenere, si ama con il beneficio dell'esperienza e con meno insicurezze e quindi l'amore diventa meno tragico e più tollerante.

Superati gli "anta" riusciamo a disfarci del dolore superfluo, di quello inutile e si ha voglia di avere accanto un partner che dia del tu alla realtà e che rappresenti valori diversi rispetto a quanto accade in gioventù. C'è maggiore volontà di venire incontro ai propri bisogni e siccome i lati del carattere più spigolosi a quest'età sono stati ormai smussati, siamo più predisposti all'ascolto e alla comprensione. Consapevoli del fatto che la propria individualità è già strutturata, non si hanno velleità di cambiare il carattere del partner ma si cerca qualcuno da tenere per mano e camminare insieme. Si ha molto più chiaro chi si è, cosa si cerca e non si vuole entrare nel rapporto per stravolgere la vita degli altri ma creare un valore aggiunto da condividere ogni giorno. Quindi possiamo affermare con certezza che l'amore, quello classico, non conosce età.

La qualità della vita è globalmente migliorata. I settantenni di oggi corrispondono ai cinquantenni di ieri. E l'amore contribuisce ad aumentare la qualità della vita. Amare, emozionarsi, donare parti psichiche di sé è un segno di maturità emotiva e voglia di vivere.
Ma poi chi l'ha detto che l'amore è solo per giovani? Spesso, quando pensiamo alla terza età ci immaginiamo persone anziane, sole e senza più voglia di provare certi sentimenti mentre, al contrario, i dati in merito ai nuovi matrimoni "over 60" confermano che a questa età, gli uomini e soprattutto le

donne hanno ancora voglia di rimettersi in gioco e di amare nuovamente.

Nel mio cammino ho incontrato parecchie persone che, dopo varie esperienze, in età matura hanno trovato nuovi compagni o compagne e con loro hanno iniziato un nuovo corso della loro vita. Il loro stare insieme è un miscuglio di complicità e rispetto, sentimento e ragione, il tutto spruzzato da tanta voglia di vivere, viaggiare, stare all'aria aperta e in mezzo alla gente.
La mia amica Claire dopo due matrimoni alle spalle e tre figli adulti, ha incontrato Adrien, un matrimonio alle spalle e un figlio all'università. Amore a prima vista! Sono andati a vivere insieme, si sono sposati, sono diventati nonni. E vissero felici e contenti.

Emma invece è al suo primo matrimonio con Lucas, due matrimoni e tre figlie. Intraprendente e girovaga si è fermata e sta gettando le basi per una nuova vita in coppia piena di nuovi progetti. Pane amore e fantasia.
Valeria ha 50 anni, è bella alta e bionda. Ha due figli splendidi e un ex marito. È giunta alla conclusione che il sesso in una relazione vale l'80%! "Se ce lo avessero spiegato prima!" dice ridendo. Carnalità evergreen!
Questo amore è più aperto, meno geloso e meno egoistico. La relazione diventa un'opportunità. Gli obiettivi giovanili oramai sono stati raggiunti e, bene o male, si è già trovato un equilibrio e quindi si riesce a progettare una vita insieme, godendola giorno per giorno. I rapporti di coppia sono più stabili e incentrati sulla fiducia, sull'accettazione e sulla complicità. A livello emotivo si è imparato a stare in piedi con le proprie

gambe. Insomma, non c'è limite all'amore e innamorarsi fa bene a qualsiasi età.

Ma quanto influisce l'amore sul nostro benessere psicofisico e quanto sulla salute?

Secondo una ricerca pubblicata sul prestigioso British Medical Journal qualche anno fa, una unione felice è un elisir di lunga vita. Gli studiosi David e John Gallacher, dell'Università di Cardiff, hanno spiegato che l'uomo riduce le cattive abitudini, come il fumo o l'alcol, mangia in modo più sano e segue i consigli della compagna in materia di vita più sana. Anche per la donna la vita a due aumenta il senso di sicurezza e l'autostima e, complessivamente, migliora l'umore e il benessere psicologico. L'unione però deve essere felice altrimenti aumenta il rischio di malattie cardiovascolari, le probabilità di soffrire di depressione e altri disturbi e, per gli uomini in particolar modo, aumenta il rischio di abbandonarsi ai soliti vizi dannosi per la salute.

Ma anche il sesso aumenta il benessere. Migliora lo stato di salute cardiovascolare perché è un vero e proprio allenamento per il cuore, aumenta la quantità di sangue che viene pompata dal cuore e aiuta ad abbassare il colesterolo. Favorisce il dispendio energetico e quindi aiuta a mantenersi in forma e a combattere i chili di troppo. Inoltre fare l'amore aumenta l'autostima perché l'organismo produce endorfine, note come ormoni del benessere e rafforza il sistema immunitario. Il sesso riserva agli uomini un ulteriore vantaggio. Secondo uno studio pubblicato sul British Journal of Urology

International fare sesso riduce di un terzo il rischio di tumore alla prostata.

Con il trascorrere degli anni poi pare che il sesso diventi qualitativamente più appagante perché la consapevolezza di sé e la conoscenza del proprio corpo ci rende più audaci, più fantasiosi e con meno pudore. Aumenta la propensione all'erotismo, che parte prima di tutto dall'intesa mentale per raggiungere una sensorialità più appagante. L'ansia da prestazione, da perfezionismo, compreso quello estetico, sembra lontana. Oggi il fitness, la chirurgia, punturine comprese, aiutano molto!

Quindi l'amore "assennato" fa bene. Ci rende allegri, sereni. Ci fa ridere nei momenti di tristezza, ci da momenti di felicità non trascurabile offrendoci la scusa per comprare borse e vestiti. A volte, presi da un irrefrenabile impeto di goliardia, ci spinge anche a cambiare macchina o casa. Ci offre scintille di divertimento e momenti assolutamente esilaranti. Vedere 5 tramonti in 5 giorni, remare controvento, cenare in una grotta a lume di candela. E poi parlare ore davanti ad un bicchiere di whisky come ai vecchi tempi. Ti riprendi un sacco di cose. La gioia di vivere, lo stupore che avevi dimenticato in una scatola di cd.

L'idea della perfezione lascia il posto alle nostre fragilità e diversità. Lo sguardo sul mondo è diverso, l'elenco dei doveri si assottiglia. L'amore diventa ascolto e vicino ad un "noi" c'è anche un "io" fatto di fiducia e coraggio, debolezze e verità. Abbandonato quel senso di giovanile onnipotenza ci prendiamo la responsabilità di essere felici con armonia e dedizione.

Concludendo, innamorarsi, amare e fare l'amore allunga la vita e quindi, chi ama vive di più e, senza dubbio, muore più felice.

Bene direi!!

In conclusione

Si dice che il cuore dell'uomo sia stato sigillato con l'eternità, motivo per cui il desiderio di vivere una lunga vita è innato in tutti gli esseri umani. Ma non si tratta solo di allungare le giornate su questo pianeta ma anche di far sì che quelle giornate siano piene di benessere e nelle migliori condizioni di salute possibili. Infatti, se vuoi una sana longevità, devi iniziare a vivere con determinate abitudini che ti aiutano a rimanere giovane e in salute.

Il mantenimento della tua salute, e quindi la sua longevità, è determinato
per il 20% dai tuoi geni e per l'80% dal tuo stile di vita attuale.

Quando parliamo di sana longevità ci riferiamo al periodo di tempo in cui una persona può vivere in condizioni di salute ottimali. In altre parole, vivere più a lungo e meglio. Ci sono alcune chiavi che non solo ti permetteranno di iniziare ad accumulare giorni per il futuro, ma anche di godere di una maggiore soddisfazione nella tua vita quotidiana. Questi sono:

il godimento delle attività quotidiane, una sana alimentazione,
la vita comunitaria, il giusto riposo.

Nel mezzo delle complicazioni della vita quotidiana, esplorare e godere di nuove attività quotidiane rappresenta il segreto per una vita più lunga e gioiosa. Tra le attività che ti fanno uscire dalla routine potresti praticare uno sport, goderti un film o viaggiare. Alcuni specialisti consigliano principalmente il nuoto o l'escursione in montagna ed altre attività che mettono in contatto le persone con la natura e aprono loro la strada per vivere nuove esperienze. Se sei a casa, puoi scegliere di guardare un film con la tua famiglia. Ambienti come questi che favoriscono il relax e la comunicazione interpersonale sono essenziali per una vita più lunga.

Non c'è dubbio che una dieta equilibrata sia della massima importanza per la cura della propria salute e l'accumulo degli anni. L'equilibrio nutrizionale si ottiene fornendo nutrienti essenziali al tuo corpo. Vitamine e minerali, noti anche come "oligonutrienti", nutrono il tuo corpo e aiutano a mantenerci in salute. I ricercatori hanno individuato nelle Blue zone dei luoghi in cui si vive di più e meglio. Un aspetto comune che questi paesi condividono sono i loro modelli alimentari. Per lo più i loro abitanti adottano diete ricche di verdure, cereali integrali, noci, pesce, legumi e olio d'oliva, benefico per il cuore. Questo stile di vita previene il rischio di soffrire di malattie cardiovascolari e di cancro, due delle malattie più importanti che possono causare la morte. Inoltre, il modo in cui mangi è decisivo per trasmettere un aspetto sano, poiché la tua alimentazione influisce notevolmente sulle condizioni della tua pelle, uno degli organi più visibili che rivelano l'età.

Un altro punto fondamentale se vuoi prolungare la tua vita lo trovi nella vita comunitaria. Il successo nelle relazioni interpersonali è molto significativo per godere della longevità. Ad esempio, è statisticamente provato che le persone sposate vivono più a lungo delle persone single. Uno studio ha scoperto che avere un partner può allungare la vita due volte e mezzo rispetto a chi non ne ha uno. Anche se la vita matrimoniale a volte può sembrare dura, la convivenza può aiutare a gestire le situazioni stressanti. Oltre alla vita matrimoniale, anche la vita in società sane rappresenta un vantaggio per la preservazione della giovinezza. La vita in società dà maggiore sicurezza e favorisce il lavoro di squadra, permettendo il raggiungimento degli obiettivi, generando soddisfazione personale. L'uomo è un essere sociale per natura, di conseguenza il termine vivere implica intrinsecamente la vita in comunità. Sulla base di quanto sopra, diversi studi hanno dimostrato che le persone con difficoltà nel relazionarsi con gli altri hanno poco senso della propria ragione di esistere e nella maggior parte dei casi vivono meno tempo.

Riposati bene e permetti al tuo corpo di recuperare le forze, rispetta il tuo corpo e soprattutto quel fantastico organo chiamato cervello. Siamo come bottiglie d'acqua e quando siamo distesi e a riposo il nostro corpo fatica di meno a mantenere in equilibrio "la nostra acqua".

L'uomo più anziano della storia ha raggiunto i 141 anni. Sei pronto a vivere anni felici e vitali? Inizia a lavorare su questi cambiamenti nella tua routine quotidiana per promuovere una sana longevità! Tieni presente che gli effetti di una vita di disattenzione e cattive abitudini potrebbero non essere reversibili e che il momento di cambiare il tuo stile di vita è: oggi.

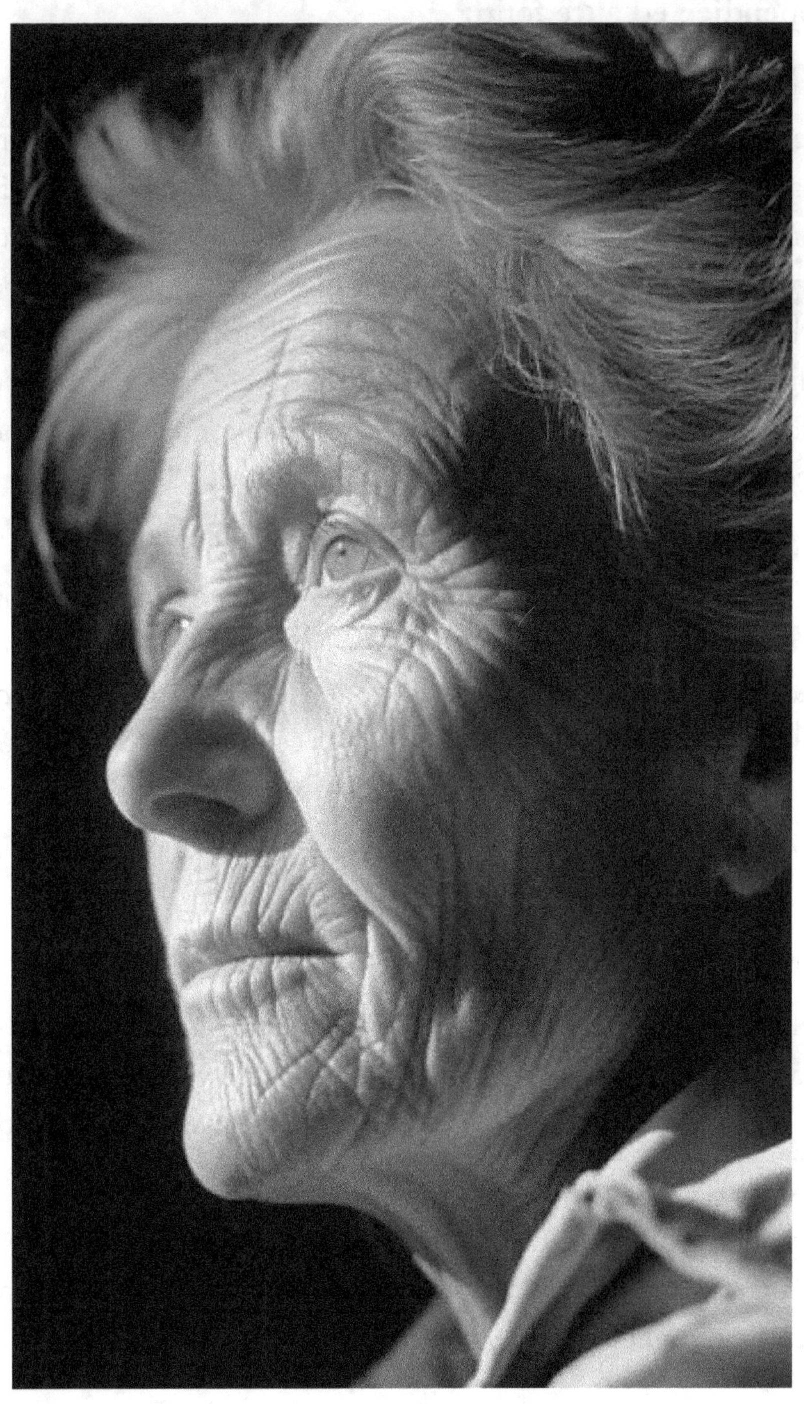

Appendice ed altre fonti:

Dati ISTAT e EUROSTAT. Secondo i dati Istat, in Italia gli over 65 anni sono 13,6 milioni, pari al 22,6% della popolazione totale. Ci sono 173 anziani ogni 100 giovani, mentre nel 1951 erano 31. Nel 2065 si prevede che le persone con più di 65 anni saranno il 33% della popolazione e la speranza di vita per le donne arriverà a 91,5 anni e per gli uomini ad 87 anni. Oggi è di 85 per le donne e 80 per gli uomini, crescerà pertanto di quasi 7 anni. La popolazione umana aumenterà e sarà più vecchia. In Europa, ad esempio, la percentuale di persone con più di 65 anni passerà dal 29,6% del 2016 al 51,2% nel 2070.

La prima nazione a d avere più anziani che bambini è stata l'Italia. Oggi sono 34 i Paesi sviluppati ad avere questa tendenza, che continuerà ad aumentare. Nel 2100 si prevede che l'Italia sarà il terzo paese più «vecchio» al mondo con un'età media di 53,6 anni, dopo Giappone e Corea del Sud.

Nel 2022 in Italia sono nati 393,000 bambini per la prima volta dopo l'Unità d'Italia al di sotto delle 400,000. Dal 2008 le nascite si sono ridotte di un terzo.

Nel corso del tempo il saldo naturale (differenza tra numero di nati e numero di morti) è diminuito progressivamente e in soli tre anni dal 2020 al 2022 si è assistito alla perdita di quasi un milione di persone (957.000 unità).

La popolazione tra i 15-64 anni è pari a circa 37 milioni il 63% della popolazione totale mentre i ragazzi fino ai 14 anni sono circa 7 milioni cioè il 12%.

Nel 2023 gli ultrasessantacinquenni rappresentano il 24% della popolazione pari a circa 14 milioni. Aumenteranno i cosiddetti "grandi anziani". Nel 2041 gli ultraottantenni supereranno i 6 milioni mentre gli ultranovantenni saranno 1,4 milioni.

- Laura Gazzella- Crescita personale- Innamorarsi a 60 anni.

- Ana Maria Sepe - Psicoadvisor rivista di scienze psicologiche e neurologia - Come cambia la tua vita quando ti innamori dopo i 50 anni.

- Silvia Gozzo- Pagine mediche - L'amore fa bene alla salute.

- Fiammetta Scharf -Wellme Psicologia mente & corpo.

- FNP CISL -Sfide di una società che invecchia.

- Istat- Rapporto annuale 2023.

- Marco Accostato – Anziani bastano 2 euro al giorno- La Stampa 27/11/2013.

- Massimo Rodotà, Francesca G.M. Sica – L'economia della terza età: consumi, ricchezza e nuove opportunità per le imprese

- Nota del CSC n 2/20 del 5/2/2020.

- Censis - La silver economy e le sue conseguenze – 29/10/2019

- Giulia Polito – Riciclo, i più attivi sono glia anziani...- Corriere della sera 23/4/2016.

Note personali

Autore e Crediti

Biografia dell'autore: Amazon Books

Collaborazioni e Fonti:

- Dott.ssa Simona Sansoni - Interventi
- Dott.ssa Maria Cristina Cristini - Interventi e Capitolo 23
- Dott. Mauro Paciaroni - Interventi
- Ana Maria Sepe - Psicoadvisor rivista di scienze psicologiche
- Silvia Gozzo - Pagine mediche
- Takio O'Mara - Interventi
- Doct. Michael Papadopoulos – Interventi
- Doct. Sandra Sneider - Interventi
- ChatGPT 3.5 - Artificial Intelligence – Interventi
- Freepik – Immagini in prima ed ultima posizione